Sitzungsberichte
der Akademie der Wissenschaften
der DDR
Mathematik - Naturwissenschaften - Technik

6 N

1987

Heinz David / Petra Reinke

Die Heterogenität der Leber und das Konzept der „Perisinusoidalen Funktionseinheit“

AKADEMIE-VERLAG BERLIN

Sitzungsberichte
der Akademie der Wissenschaften
der DDR
Mathematik—Naturwissenschaften—Technik

Jahrgang 1987 · Nr. 6/N

Heinz David / Petra Reinke

Die Heterogenität der Leber und das Konzept der „Perisinusoidalen Funktionseinheit“

AKADEMIE-VERLAG BERLIN
1988

Vortrag von Heinz David, Ordentliches Mitglied der Akademie der Wissenschaften der DDR und Dr. med. Petra Reinke, Klinik für Innere Medizin (Theodor Brugsch) des Bereiches Medizin (Charité) der Humboldt-Universität zu Berlin, gehalten auf der Sitzung der Klasse Medizin am 11. Dezember 1986

Herausgegeben im Auftrage
des Präsidenten der Akademie
der Wissenschaften der DDR
von Vizepräsident Prof. Dr. Heinz Stiller

ISBN 3-05-500385-3
ISSN 0138-3965

Erschienen im Akademie-Verlag Berlin, DDR-1086 Berlin, Leipziger Str. 3–4

Lizenznummer: 202·100/378/87
Printed in the German Democratic Republic
Gesamtherstellung: VEB Druckhaus Köthen
LSV 2115
Bestellnummer: 763 807 9(2010/87/6/N)
00800

Inhalt

Thesen

1. Trotz der Tatsache, daß die Läppchenstruktur unterschiedlicher Interpretation schon mehrere Jahrzehnte bekannt ist, gilt die Leber besonders wegen der „Homogenität“ ihrer zellulären Zusammensetzung als das geeignete Untersuchungsobjekt vorwiegend zur Charakterisierung von Stoffwechselprozessen nach Homogenisierung des Organs.

2. Ultrastrukturell-stereologische, immunelektronenmikroskopische, elektronenmikroskopisch-histochemische, rasterelektronenmikroskopische und biochemische Untersuchungen sowie die Zellisolierungs- und Kultivierungsverfahren der letzten Jahre zeigen, daß diese Homogenität nicht existiert, sondern die Leber durch eine hochgradige strukturelle und metabolisch-funktionelle Heterogenität charakterisiert ist.

3. Das Lebergewebe ist (bei Nichtberücksichtigung der nur einen geringen Anteil ausmachenden Periportalfelder (Glisson'sche Dreiecke)) aus den Hepatozyten und Nichthepatozyten zusammengesetzt.

4. Der Anteil der Hepatozyten beträgt an der Gesamtzellmasse zwar etwa 85–90%, an der Gesamtzellzahl jedoch nur 65–70%. Die Hepatozyten sind ultrastrukturell und metabolisch in periportale (periphere), läppchenmediale und perivenöse (centrale) einzuteilen.

5. Jeder Hepatozyt kann entsprechend struktureller und funktioneller Charakteristika in 3 Zonen, die perisinusoidale (vaskuläre), laterale und Gallekanälchen-nahe Zone unterteilt werden. Entsprechend diesen Zonen differenziert sich die Plasmamembran in eine vaskulär-sinusoidale, laterale und Gallekanälchen-Domäne, die unterschiedliche morphologische Eigenschaften sowie Rezeptor- und Enzymausstattungen besitzen.

6. Die etwa 30% Nichthepatozyten bestehen aus den sinusoidalen Endothelzellen (43–72% der Nichthepatozyten), Kupffer-Zellen (17–42%), Ito-Zellen (8–36%) und Pit-Zellen.

7. Die Endothelzellen kleiden das Sinusoid der Leber zusammen mit den Kupffer-Zellen aus. Sie sind durch die Ausbildung von langen Fortsätzen charakterisiert, die aus in Siebplatten angeordneten Poren aufgebaut sind. Hauptfunktion sind Austauschvorgänge zwischen Blutbahn und perisinusoidalem (Disse'schen) Raum.

Unter pathologischen Bedingungen kommt es zur Aktivierung, Hypertrophie und Hyperplasie sowie Ablösung und Veränderungen der Porengröße und -zahl.

8. Die Kupffer-Zellen sind Teil des Reticuloendothelialen Systems (RES) bzw. des mononukleären phagozytären Systems (MPS) des Organismus. Sie besitzen reichlich lysosomale Strukturen, haben eine aktiv-bewegliche vielgestaltige Oberfläche aus Microvilli, Pseudopodien, Filopodien und Lamellipodien. Ihre Haupteigenschaften sind Phagozytosevorgänge, Proliferation, Granulombildung, Aktivierung, Hypertrophie und Hyperplasie, Teilnahme bei der Entfernung verschiedenster Blutbestandteile, bei immunologischen Prozessen, Speicherungsvorgängen, Virusinfektionen, besonders der Hepatitis.

9. Die Ito-Zellen (perisinusoidale Zellen, Fettspeicherzellen) sind im Disse'schen Raum lokalisiert. Mit ihren langen Fortsätzen haben sie unter anderem eine Skelettfunktion der Leber. Sie speichern Lipide und Vitamin A und können sich zu Myofibroblasten und Fibroblasten umbilden und wirken entscheidend bei Fibrosierungs- und Zirrhoseprozessen mit.

10. Die in den letzten Jahren beschriebenen Pit-Zellen machen etwa 3% der Nichthepatozyten aus. Sie sind polar strukturiert und werden entweder dem APUD-System zugerechnet oder als Killer-Lymphozyten angesehen.

11. Das Sinusoid der Leber entspricht den Kapillaren anderer Organe. Es unterscheidet sich von diesen durch folgende Merkmale:

1. Auskleidung durch 2 differente Zelltypen – die Endothelzellen und die Kupffer-Zellen
2. Fehlen einer Basalmembran

12. Zwischen dem Sinusoid und der durch zahlreiche Microvilli charakterisierten Plasmamembran der Hepatozyten liegt der Reaktionsraum zahlreicher Stoffwechsel- und pathologischer Prozesse der Leber, der Disse'sche Raum (5% des Lebervolumens). In ihm sind fibrilläre und unstrukturierte Bestandteile, insbesondere Kollagene Typ I, III, IV, V, Fibronectin, Laminin, Proteoglycane und andere Makromoleküle lokalisiert.

13. Aus den eigenen Ergebnissen und der Analyse der internationalen Literatur ist das Konzept der „Perisinusoidalen Funktionseinheit" entwickelt worden. Sie setzt sich zusammen aus den Endothelzellen, Kupffer-Zellen, Ito-Zellen, Pit-Zellen, Disse'schem Raum und dem vaskulären Pol der Hepatozyten, die eine strukturell-funktionelle Einheit bilden.

14. Die „Perisinusoidale Funktionseinheit" stellt das bisher am besten untersuchte Beispiel für die Kooperation und Interaktion von Zellen und dem sie umgebenden extrazellulären Raum dar. Während bisher im wesentlichen die Analyse der Struktur und Funktion einzelner Zellen und Zelltypen im Vordergrund standen, hat mit der Untersuchung der zellulär-extrazellulären Wechselwirkung in der „Perisinusoidalen Funktionseinheit" eine neue Phase der Zellforschung begonnen.

15. Das Konzept der „Perisinusoidalen Funktionseinheit" kann unter anderem bei

- Phagozytoseprozessen
- Fibrose- und Zirrhoseprozessen
- Kapillarisierung der Sinusoide
- Virusinfektionen
- Alkoholschäden der Leber

beispielhaft demonstriert werden.

1. Die Heterogenität der Heptatozyten

1.1. Strukturelle Grundlagen

Grundstruktur, Aufbau und Funktion der Leber sind lange bekannt. Wegen ihrer zentralen Stellung im Metabolismus, aber auch wegen ihrer angeblichen Homogenität wird sie als das geeignete Organ zum Studium prinzipieller Stoffwechselprozesse angesehen. Aber schon die makroskopische Unterteilung in verschiedene Lappen ist nicht nur eine formale sondern steht in Korrespondenz mit einer differenten Blutzufuhr, die insbesondere unter pathologischen Bedingungen bedeutungsvoll werden kann.

Entsprechend hämodynamischen Bedingungen wird das Leberläppchen (Azinus) als die histologische Grundeinheit aufgefaßt (Kiernan 1833). Rössle hat 1930 dafür den Begriff „Hepaton" geprägt, das aus der „Vereinigung der epithelialen und mesenchymalen Parenchyme zu einer funktionierenden Einheit" d.h. den Leberepithelzellen, Sinusoiden und von Kupffer'schen Sternzellen zusammengesetzt ist, die sich um die Zentralvene anordnen, so daß auch der Begriff „Zentralvenenläppchen" angewandt wird. Dieser Auffassung steht die von Rappaport (1958) gegenüber, nach der das „portobiliäre Läppchen" die strukturelle und funktionelle Einheit der Leber darstellt, bei der das Portalfeld mit seinen Gefäßen im Mittelpunkt steht. Matsumoto und Kawakami (1982) entwickelten ein Konzept des Leberaufbaus auf der Basis der Angioarchitektur. Die von Elias und Sherrick (1969) aufgestellte Plattentheorie ist allgemein anerkannt. Danach besteht die adulte Mammalierleber aus polyedrischen Hepatozyten, die in Platten oder Laminae angeordnet sind und ein Schwammwerk bilden, perforiert durch ein kommunizierendes System von Lacunen. Der 25—30 μm zu 20—25 μm große Hepatozyt hat 6 oder mehr Flächen, die außer an den interzellulären Kanalregionen von Microvilli besetzt sind.

1.2. Methoden zur Bestimmung der Heterogenität

Das Lebergewebe besteht aus Hepatozyten und Nichthepatozyten, wobei der geringe Anteil der Periportalfelder (Glisson'sche Dreiecke) nicht berücksichtigt wird.

Den Anteil der Hepatozyten und Nichthepatozyten an der Gesamtzellmasse geben Tabelle 1 und 2 wieder. Durch ultrastrukturell-stereologische, immunelektronenmikroskopische, elektronenmikroskopisch-histochemische, rasterelektronenmikroskopische und biochemische Untersuchungen sowie die Zellisolierungs- und Kultivierungsverfahren konnte in den letzten Jahren gezeigt werden, daß die Leber durch eine hochgradige strukturelle und metabolisch-funktionelle Heterogenität charakterisiert ist.

Mit der Aufrechterhaltung der Energieversorgung, der Bildung von Plasmaproteinen wie Albumin, Transferrin und Gerinnungsfaktoren, die Synthese von Gallensäuren und die Biotransformation von Fremdstoffen wie Arzneimitteln, Toxinen wie Alkohol

Tabelle 1 Gesamtzellzahl der Leber je cm^3 Lebergewebe (Reith 1979)
261×10^6 darunter 91×10^6 Nichthepatozyten = 35,2%

Verteilung der Zelltypen der Nichthepatozyten	
Endothelzellen	43–72%
Kupffer-Zellen	17–42%
Ito-Zellen	8–36%
Pit-Zellen	3%

Tabelle 2 Oberflächenareale und Volumina der 4 Haupttypen der Leberzellen (Blouin et al. 1977)

	Anteil der Zelloberfläche	% Parenchym volumen	Hepatozyten membran area
Hepatozyten	73,5	77,8	
Nichthepatozyten	26,6	6,3	
Endothelzellen	15,2	2,8	
Kupffer-Zellen	4,3	2,1	
Ito-Zellen	7,1	1,4	
Interzelluläre Räume		15,9	
Disse-Raum		4,9	
Sinusoidlumen		10,6	
Gallenkanälchen		0,4	
Hepatozyten-Plasmamembran			100%
sinusoidal			72%
lateral			15%
Gallekanälchen			13%

ist die Leber entscheidend an der Funktionserhaltung des Organismus beteiligt (Tab. 3). Im Prozeß der Energieversorgung wirkt sie als Glucostat, der durch den reversiblen Übergang von Glycogen-Synthese und Glycolyse sowie Lipogenese auf Glycogenabbau und Glucogenese funktioniert (Jungermann 1985). Dabei sind neben der Blutkonzentration von Substraten und Produkten, dem Hormonspiegel, den Lebernerven die zonale Heterogenität der Leberzellen für diesen Regulationsvorgang von Bedeutung.

Tabelle 3 Hauptaufgaben der Hepatozyten

- Synthese und Sekretion von Plasmaproteinen (Albumin, Fibrinogen u.a.)
- Produktion und Speicherung der Energie für den Kohlehydrat-, Aminosäure- und Fettstoffwechsel
- Entgiftung durch Umwandlung fettlöslicher Substanzen in wasserlösliche Metaboliten und von Gallensalzen
- Elimination von Stickstoffverbindungen nach erfolgter Harnstoffsynthese

Von Teutsch (1986; Teutsch und Chilko, 1986) wurde eine neue Methode der Mikrodissektion von gefriergetrockneten 5–20 μm dicken Gefrierschnitten entwickelt, mit der es möglich ist, Untersuchungen der funktionellen Heterogenität der Leberzellen längs der Sinusoide und der strukturell-funktionellen Einheit durchzuführen und funktionelle Differenzen zwischen Sinusoiden portalen und septalen Ursprungs quantitativ zu bestimmen. Mit Hilfe der elektronenmikroskopischen Stereologie wird die Verteilung der Organellen in den Hepatozyten ermittelt.

1.3. Funktionelle Heterogenität im Leberläppchen

Während der Passage durch das Leberläppchen ändert sich die Substrat- und Sauerstoffkonzentration des Blutes. Für Sauerstoff ist sie periportal etwa doppelt so hoch wie perivenös. Hormone wie Corticosteroide, Catecholamine, Glucagon und Insulin werden in der Leber in unterschiedlichem Umfang und differenter Geschwindigkeit abgebaut, so daß die periportalen und perivenösen Hepatozyten differenten Hormonkonzentrationen ausgesetzt sind, wodurch die metabolische Zonierung besonders bedingt ist (Schema 1, 2).

Die Gluconeogenese und Glycogensynthese finden sich hauptsächlich periportal, die Glycolyse und Lipogenese pericentral (Lawrence et al. 1986). Gluconeogenetische Enzyme wie Glucose-6-Phosphatase, Fructose-1,6-biphosphatase, Phosphoenolpyruvat-Carboxykinase prädominieren in der periportalen Area, während Glucokinase und Pyruvatkinase pericentral lokalisiert sind.

Die an die terminalen Lebervenülen grenzenden Hepatozyten zeigen oft einen sich von dem übrigen pericentralen Areal unterscheidenden Metabolismus. Der Glucosegehalt steigt längs der Sinusoide von ihrem Beginn zum Ende, während Glucose-6-Phosphatase mit ihrem Substrat abnimmt. Dabei sind die Werte beider Metabolite längs der portal/centralen Sinusoide höher als im Bereich der septal/centralen Sinusoide.

Die gemeinsame Lokalisation von Glucose-6-Phosphatase mit ihrem Substrat hat eine besondere regulatorische Bedeutung. Dadurch werden die Unterschiede zwischen den Hepatozyten entlang der Sinusoide hinsichtlich der Fähigkeit zur Glucoseproduktion verstärkt.

Schema 1 Dominierende Lokalisation von Funktionen der Hepatozyten bei der metabolischen Zonierung im Leberläppchen

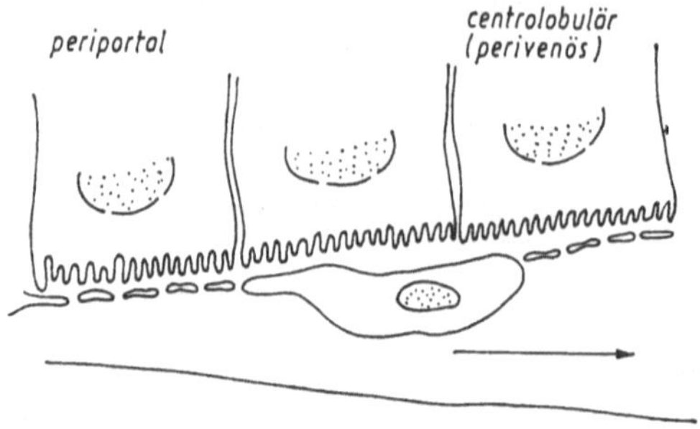

Glucose-Abgabe	Glucose-Aufnahme
Gluconeogenese	Glycolyse
Glycogen-Synthese aus Lactat	Glycogen-Synthese aus Glucose
Glycogen-Abbau zu Glucose	Glycogen-Abbau zu Lactat
Aminosäuren-Verwertung	Liponeogenese
Aminosäuren-Umwandlung zu Glucose	
Aminosäuren-Abbau	
Harnstoffsynthese aus Aminosäuren-Stickstoff	
NH_3-Entgiftung	
Harnstoffsynthese	Glutamin-Bildung
Oxidativer Energiestoffwechsel	
Fettsäure-Oxidation	
Citrat-Cyclus	
Atmungskette	
Oxidationsschutz	Biotransformation
Gallensäuren-Ausscheidung	Drogenmetabolisierung
Bilirubin-Ausscheidung	microsomale Ethanoloxidation

Das Modell der „metabolischen Zonierung“ (Jungermann 1986) weist aus, daß oxidativer Energiemetabolismus, β-Oxidation, Aminosäurekatabolismus, Harnstoffsynthese, Gluconeogenese, Gallensäureexkretion und Oxidationsprävention vorwiegend in der periportalen Zone lokalisiert sind, Glycolyse, Liponeogenese, Glutaminbildung und Biotransformation hervorragend in der perivenösen Zone.

Diese zonale Heterogenität entwickelt sich erst langsam nach der Geburt und kann sich dynamisch bei länger dauernden physiologischen oder pathologischen Vorgängen ändern.

So ändert sich nach partieller Hepatektomie die „bifunktionelle“ gluconeogenetisch-glycolytische Glucostat-Funktion. Die Leber wird zu einem „unifunktionellen“ gluco-

Schema 2 Hauptlokalisation von Enzymen in den verschiedenen Läppchenzonen

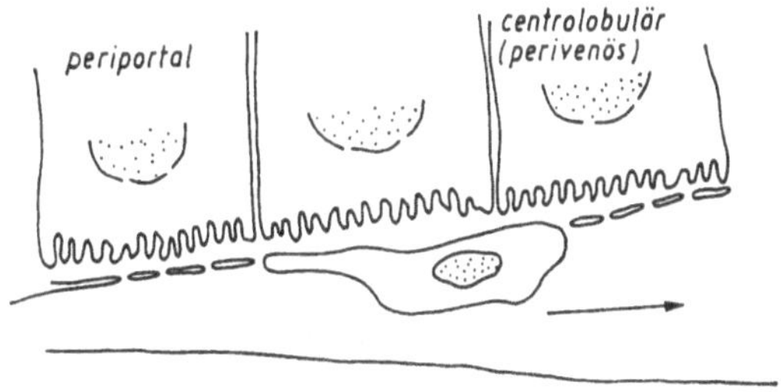

Glucose-6-Phosphatase	Glucokinase
Fructose-1,6-biphosphatase	Glutaminsynthetase
Lactatdehydrogenase	Pyruvatkinase
Carbamoyl-Phosphat-Synthetase	NADPH Cytochrom-C-Reductase
	Cytochrom P 450

neogenetischen Organ. Gleichzeitig geht die Zonierung der Schlüsselenzyme des Kohlenhydratmetabolismus verloren. Wesentlich bei dieser Umwandlung ist die Prädominanz der Hepatozytenproliferation in der periportalen Zone.

Beim Diabetes mellitus kommt es zu Enzymveränderungen in den Zonen mit Anstieg der glucogenetischen Enzyme und Reduktion der glycolytischen Enzyme. Wie beim Hunger verstärkt sich in der periportalen Zone die Wirkung der gluconeogenetischen über die glycolytischen Schlüsselenzyme, während in der perivenösen Zone die Prädominanz der glycolytischen Enzyme geringer wird.

Innerhalb der Läppchen können in Abhängigkeit von den vaskulären Septen weitere funktionelle Sektoren nachgewiesen werden. Entsprechend der Gefäßversorgung ist der Acinus noch in Sektoren zu unterteilen. Die Sektoren 3, 4, 9 sind primär aus septal-portalen Sinusoiden zusammengesetzt, die Sektoren 1, 2, 5, 6, 8 aus portal-centralen Sinusoiden (Schema 3).

Schema 3 Zonierung des Leberläppchens (Teutsch, 1986)

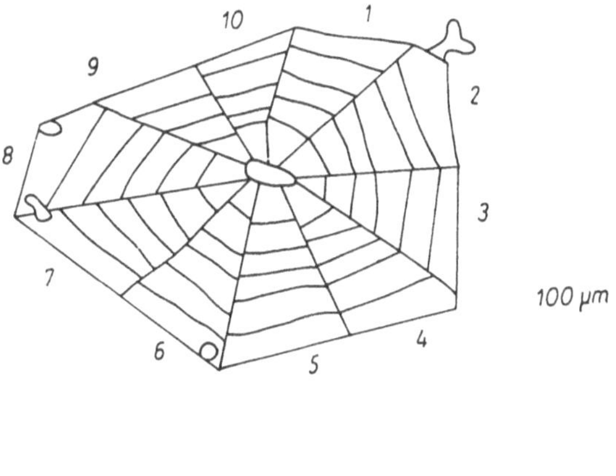

Die Glucose-Werte steigen längs der Sinusoide von der Peripherie zum Zentrum, die Werte sind signifikant höher in den den Segmenten 1 und 2 als in den Segmenten 7 und 8.

Auch die Sinusoide weisen Strukturdifferenzen auf, die davon abhängen, ob sie direkt von der Vena portae abgehen oder von ihren septalen Verzweigungen. Die Heterogenität der periportalen Hepatozyten wird durch diese Blutversorgung bedingt. Sie sind insgesamt kleiner als die centrolobulären Hepatozyten (Tab. 4).

Obwohl die Forellenleber (Salmo gairdneri) einen anderen Aufbau als die Mammalierleber zeigt, kann sie auch als „Metabolitostat" wirken (Schär et al. 1985).

Tabelle 4 Volumen (μm^3) von Rattenhepatozyten in verschiedenen Läppchenzonen (Schmucker et al 1978)

	periportal	centrolobulär
1 Monat	4742 ∓ 399	5242 ∓ 414
6 Monate	6532 ∓ 854	7056 ∓ 971
20 Monate	6226 ∓ 274	8563 ∓ 829

Die Gluconeogenese ist eng mit dem oxidativen Energiestoffwechsel gekoppelt, der auf der Existenz von Mitochondrien beruht. Die periportalen Hepatozyten besitzen ein höheres Mitochondrienvolumen (20%), bedingt durch größere (0,95 μm^3 große) Mitochondrien und eine größere Oberfläche der Cristae mitochondriales (33000 μm^2 je Zelle), während das Mitochondriengesamtvolumen der perivenösen Hepatozyten nur 12% und die Cristaeoberfläche nur 23000 μm^2/Zelle beträgt, wobei das einzelne Mitochondrion nur ein Volumen von 0,41 μm^3 hat (Tab. 5, 6).

Tabelle 5 Mitochondriendifferenzen im Leberläppchen

periportale Hepatozyten	centrolobuläre Hepatozyten
prozentualer Anteil	
20%	12%
Volumen des einzelnen Mitochondrion	
0,95 μm^3	0,41 μm^3
Oberfläche der Cristae mitochondriales je Hepatozyt	
33000 μm^3	23000 μm^2

Tabelle 6 Volumendichte der Mitochondrien in Rattenhepatozyten verschiedener Läppchenzonen (Schmucker et al. 1978)

	periportal	centrolobulär
1 Monat	0,19 ∓ 0,01	0,15 ∓ 0,01
6 Monate	0,18 ∓ 0,01	0,17 ∓ 0,01
20 Monate	0,21 ∓ 0,01	0,21 ∓ 0,01

Die größeren Cristaeoberfläche der periportalen Hepatozyten ist mit einer höheren Aktivität der Succinodehydrogenase und Cytochromoxidase verbunden.

Während das granuläre endoplasmatische Retikulum in den periportalen Hepatozyten eine höhere Oberflächendichte zeigt, ist sie beim agranulären endoplasmatischen Retikulum centrolobulär höher (Tab. 7), was mit der Lokalisation der Enzyme der Biotransformation und Drogenmetabolisierung in Verbindung steht.

Tabelle 7 Oberflächendichte von granulären und agranulärem endoplasmatischem Retikulum in Rattenhepatozyten verschiedener Läppchenzonen (Schmucker et al. 1978)

granuläres endoplasmatisches Retikulum (m^2/cm^3)		
	periportal	centrolobulär
1 Monat	4,57 ∓ 0,32	4,32 ∓ 0,35
6 Monat	5,27 ∓ 0,43	4,61 ∓ 0,44
20 Monate	3,78 ∓ 0,33	3,00 ∓ 0,32
agranuläres endoplasmatisches Retikulum (m^2/cm^3)		
1 Monat	7,93 ∓ 0,32	8,10 ∓ 0,32
6 Monate	9,77 ∓ 0,48	12,01 ∓ 0,82
20 Monate	8,84 ∓ 0,46	11,0 ∓ 0,57

Die Tatasche, daß es den „Durchschnittshepatozyten" in der adulten Leber nicht gibt, ist nach den Untersuchungen der letzten Jahre unumstritten.

Die Heterogenität der Hepatozyten innerhalb des Läppchens entwickelt sich bei Ratten erst innerhalb der ersten 2 Monate nach der Geburt. Sie beginnt mit dem Aufhören des Blutzuflusses über die Nabelgefäße bei der Geburt, wodurch Menge und Druck des zirkulierenden Blutes entscheidend reduziert wird. Als Ergebnis davon kommt es zur Ausbildung von Gradienten längs des Leberazinus, z.B. für Sauerstoff, Hormone oder andere Faktoren mit der Folge einer differenten Enzymverteilung. Die Carbamoyl-phosphat-Synthetase, das erste Enzym des Harnstoffcyclus ist in der Rattenleber bei der Geburt homogen verteilt. Der adulte Verteilungstyp entwickelt sich schrittweise bis zum 2. Monat, dann kann das Enzym in 2–3 Zellagen um die Zentralvene nicht mehr nachgewiesen werden (Gaasbeek, Janzen et al. 1985).

Insgesamt ist die zelluläre Heterogenität als ein funktionell beeinflußter dynamischer Vorgang zu betrachten (Jungermann 1985), der von länger anhaltenden Änderungen der Stoffwechselsituation wie Hungern, Insulinmangel-Diabetes oder nach partieller Hepatektomie beeinflußt wird.

Durch die metabolische Zonierung ist die Leber in der Lage, antagonistische Stoffwechselfunktionen zur gleichen Zeit durchzuführen, wenn sie in differenzierten Läppchenzonen lokalisiert sind.

Untersuchungen mit Rhodamin B weisen auf interessante Beziehungen zwischen den Hepatozyten der verschiedenen Läppchenzonen hin, die für zonenspezifische Drogen- oder toxische Wirkungen bedeutungsvoll sein könnten. Das primär in den

Hepatozyten Zone 1 (periportale Zone) akkumulierte Rhodamin B wird schrittweise in die Sinusoide sezerniert und von den distaler gelegenen Hepatozyten wieder aufgenommen, wodurch eine zeitabhängige Distribution erfolgt (Braakman et al. 1986).

Neben der zonalen Verteilung finden sich über das gesamte Läppchen verstreut individuelle Hepatozyten mit hoher Aktivität für einzelne Enzyme. Diese Zellen werden als Stammzellpopulationen mit einem Metabolismus charakterisiert, der sich von den Hepatozyten höherer Plodie-Klassen unterscheidet. Diese Heterogenität existiert neben der funktionellen Heterogenität (James et al. 1986).

Eine weitere Quelle der Heterogenität der Hepatozyten ist die sich im Laufe des Lebens entwickelnde Polyploidität (James et al. 1986). Während bei Ratten 3 Wochen nach der Geburt binukleäre diploide Zellen gefunden werden und die mononukleären tetraploiden Zellen ständig zunehmen, so daß sie von der 8. Woche an vorherrschen, steigen gleichzeitig die binukleären tetraploiden Zellen und mononukleären octoploiden an. Beim Menschen ist in längeren Zeiträumen die gleiche Entwicklung zu verzeichnen. Polyploide Zellen sind unsystematisch über den Acinus verteilt.

1.4. Intrazelluläre Heterogenität der Hepatozyten

Jeder Hepatozyt kann entsprechend struktureller und funktioneller Charakteristika in 3 Zonen, die perisinusoidale (vaskuläre), laterale und Gallekanälchen-nahe Zone unterteilt werden (David 1985).

Die quantitativen Daten des vaskulären Pols der Hepatozyten unterscheiden sich von denen des Gesamtzytoplasmas (Tab. 8). Der Anteil des Grundplasmas entspricht bei der Geburt mit 68,3 % dem gesamten Zytoplasma und verläuft im gesamten Leben parallel. In gleicher Weise sind das endoplasmatische Retikulum, die freien Ribosomen und Polysomen sowie die Lysosomen gleichmäßig über das Zytoplasma verteilt (David 1980). Der Golgi-Apparat wird unter Normalbedingungen äußerst selten in dieser Zone beobachtet. Er liegt fast immer in der Nähe der Gallekanälchen.

Tabelle 8 Prozentualer Anteil der Zytoplasmazonen in Hepatozyten von Ratten

	Hepatozyten volumen μm^3	sinusoidal %	lateral %	Gallekanälchen %
bei Geburt	5776	36,8	25,9	17,7
1 Monat	7045	28,5	39,5	16,7
6 Monate	11494	34,8	40,0	12,1
12 Monate	8822	21,9	56,6	8,3
24 Monate	8435	23,8	55,4	8,2

Die Mitochondrien zeigen im Vergleich zum Gesamtzytoplasma deutlich Differenzen, die sich in einer bis zu 113% höheren Volumendichte äußern (David 1979). Das Volumen des einzelnen Mitochondrions ist in der sinusoidalen Zellzone geringer. Die Zunahme der Volumendichte wird durch eine höhere Anzahl kleinerer aktiverer Mitochondrien bedingt (Tab. 9).

Tabelle 9 Volumendichte der Mitochondrien in Hepatozyten von Ratten

	sinusoidal	lateral	Gallekanälchen
bei Geburt	0,173	0,179	0,128
1 Monat	0,215	0,205	0,159
6 Monate	0,138	0,138	0,142
12 Monate	0,151	0,129	0,138
24 Monate	0,168	0,150	0,115

Anzahl der Mitochondrien in Hepatozyten von Ratten

	sinusoidal	lateral	Gallekanälchen
bei Geburt	106	69	31
1 Monat	257	379	111
6 Monate	944	1036	230
12 Monate	522	118	146
24 Monate	411	776	83

Volumen (μm^3) der Mitochondrienpopulation in Hepatozyten von Ratten

	sinusoidal	lateral	Gallekanälchen
bei Geburt	382	263	128
1 Monat	428	584	188
6 Monate	553	653	191
12 Monate	292	644	101
24 Monate	337	701	83

Volumen des einzelnen Mitochondrion (μm^3) in Hepatozyten von Ratten

	sinusoidal	lateral	Gallekanälchen
bei Geburt	3,60	3,81	4,13
1 Monat	1,67	1,54	1,69
6 Monate	0,59	0,62	0,83
12 Monate	0,56	0,58	0,69
24 Monate	1,01	0,91	0,93

Riede und Sasse (1981) fanden eine differente Verteilung der Mitochondrien und des endoplasmatischen Retikulums im kernnahen und peripheren Zytoplasmabereich (Schema 4).

Eine entscheidende Differenz zwischen sinusoidaler Zellzone und dem Gesamthepatozyten liegt im Lipidgehalt (David u. Uerlings 1979) (Tab. 10, Schema 5). Eine Lipidzunahme geht fast ausschließlich auf Kosten des Grundplasmas und nicht der strukturierten Zellkompartimente. In Phasen einer hohen Lipidakkumulation sinkt der Anteil des Grundplasmas in der sinusoidalen Zone deutlich unter den im Gesamtzytoplasma. Bei der Geburt sind 94,6 % der Lipide im sinusoidalen Zellbereich lokalisiert. Die Lokalisation von Lipomicra zwischen den Microvilli der sinusoidalen Zellmembran während der höchsten Speicherung der Lipide spricht für die Aufnahme auf diesem Weg.

Schema 4 Verteilungsdichte von Mitochondrien und endoplasmatischem Retikulum in Hepatozyten (Riede und Sasse 1981)

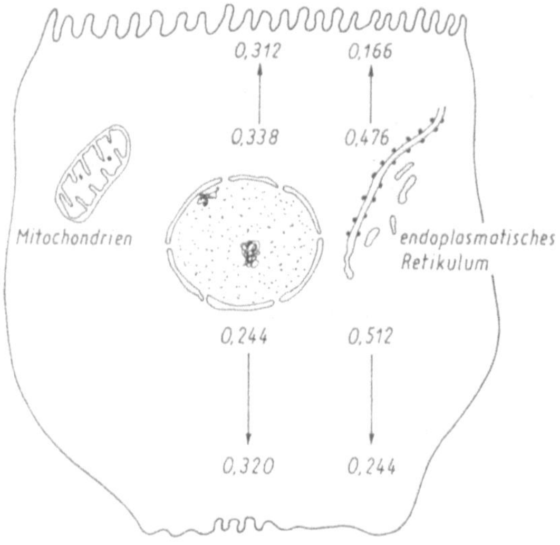

Tabelle 10 Volumendichte der Lipide in den 3 Zonen des Hepatozyten von Ratten

	sinusoidal	lateral	Gallekanälchennahe
bei Geburt	0,016	0,001	0
14 Tage	0,265	0,186	0,119
1 Monat	0,013	0,01	0,001
6 Monate	0,029	0,009	0,009
12 Monate	0,047	0,040	0,031
24 Monate	0,012	0,004	0,010

Schema 5

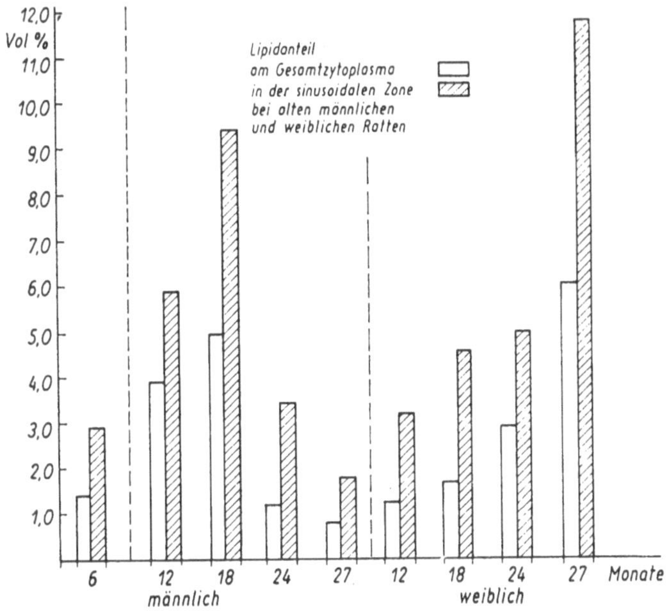

In den Hepatozyten sind unter der Plasmamembran Cytoskelett-Proteine (F-Actin, Myosin, Tropomyosin) angeordnet, die besonders in der Region nahe den Gallekanälchen akkumuliert sind, wo sie für die Kontraktion verantwortlich sind (Nickola u. Frimmer 1986). Eine Calciuminjektion in benachbarte Hepatozyten (Watanabe et al. 1985) führt zur Kontraktion des Canaliculus. Der Transport der Galle im kanalikulären Netzwerk erfolgt über eine koordinierte Kontraktion der Canaliculi. Die Cytochalasin-induzierte Cholestase wird durch eine Aufhebung der Kontraktionsfähigkeit bedingt und ist als „paralytischer" Typ der canalikulären Cholestase zu charakterisieren. Phalloidin verändert die canaliculäre Kontraktilität und produziert einen „spastischen" Typ. Nach Phalloidingabe nehmen außerdem die Intermediärfilamente der Hepatozytenperipherie zu (Ohta et al. 1985). Wegen ihrer rigiden nicht kontraktilen Eigenschaften können sie Kontraktionen dilatierter Gallekanälchen verhindern.

1.5. Domänen der hepatozytären Plasmamembran

Die Heterogenität des Hepatozyten äußert sich besonders in der Ausbildung der Plasmamembran, mit der sinusoidalen, lateralen und Gallekanälchen-nahen Domäne (Schema 6). In den Domänen bilden sich weitere Spezialisierungen wie lateral Desmosomen, tight und gap junctions aus (Evans 1980). Der Anteil der einzelnen Plasmamembran-Domänen verändert sich in bestimmtem Umfang im Verlaufe des Lebens (Tab. 11). Von besonderer Bedeutung ist die Ausbildung der Microvilli im Bereich der sinusoidalen und biliären Domäne (Tab. 12, Schema 7).

Schem 6 Domänen der Plasmamembran von Hepatozyten

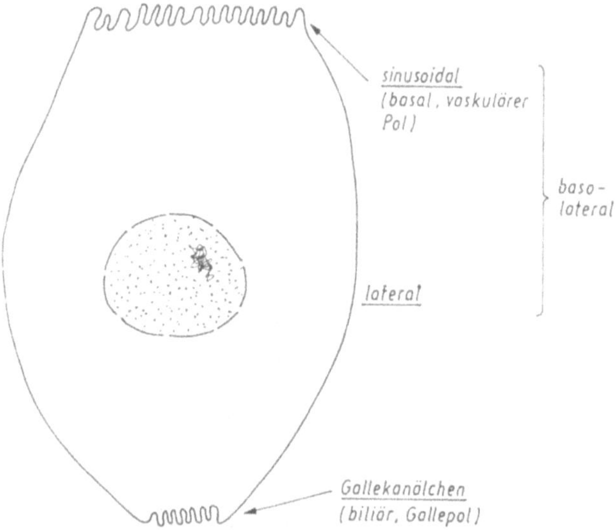

Tabelle 11 Quantitative Anteile der Plasmamembran – Domänen von Heptatozyten von Ratten

	Gesamtoberfläche eines Hepatozyten	basolateral				Gallekanälchen	
		Sinusoidal		lateral			
	μm²	μm²	%	μm²	%	μm²	%
bei Geburt	1900	689	36,2	1091	57,4	121	6,4
1 Monat	2116	599	28,3	1443	68,2	74	3,5
6 Monate	3192	929	29,1	2138	67,0	125	3,9
12 Monate	2882	1172	40,7	1464	50,8	247	8,5
24 Monate	2792	1220	43,7	1392	49,9	180	6,4

Die Differenzierung der Plasmamembran von Hepatozyten in 3 funktionelle Domänen steht in Beziehung zu biogenetischen und degradativen Prozessen, durch die diese funktionellen Differenzen konstant und aufrecht erhalten werden.

Eine besonders intensive Aktivität findet an der Plasmamembran im Sinusoidbereich statt. Die sekretorischen und endozytotischen Aktivitäten sind nicht nur auf die Plas-

Tabelle 12 Anzahl der Microvilli der Plasmamembrandomänen von Hepatozyten von Ratten

	Gesamtzahl je Hepatozyt	sinusoidal	lateral	Gallekanälchen
bei Geburt	1323	1074	–	249
1 Monat	2612	2416	–	196
6 Monate	2510	2170	–	340
12 Monate	4880	3818	–	1062
24 Monate	4556	3271	–	1285

Schema 7

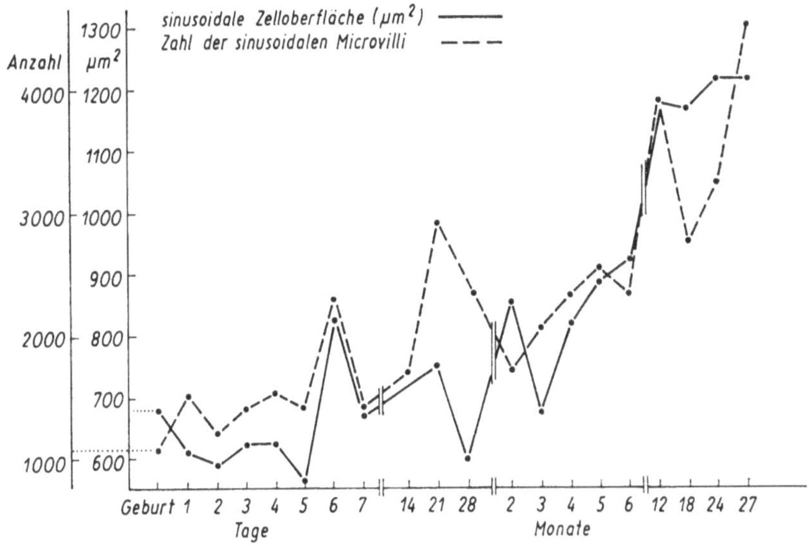

mamembran beschränkt, sondern wandern auch in die Zelle, wo sie in Wechselwirkung mit intrazellulären Komponenten treten (Schema 8).

Es ist leicht, zwischen den extensiven Funktionen der sinusoidalen Plasmamembran und der begrenzten Zahl von Funktionen im Bereich der Gallekanälchen zu unterscheiden, schwerer zwischen sinusoidaler Membran und angrenzender lateraler Membran, da das Ausmaß des Zutritts von Substanzen aus dem Blut zum interhepatozytären Spalt variabel ist.

Morphometrische Bestimmungen der Oberflächendomänen an Ratten-Hepatozyten (Matsuura et al. 1982) ergeben für den sinusoidalen vaskulären Pol 1756 μm^2 (60 %), die laterale Zone 785 μm^2 (27 %) und Gallekanälchen-nahe Zone 407 μm^2 (13 %). (Tab. 13).

Schema 8 Biogenese, Turnover und Wechselwirkungen der Plasmamembran-Domänen von Hepatozyten

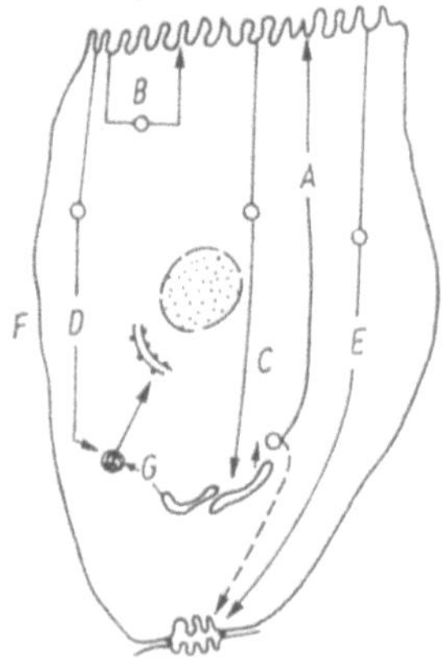

A. Insertion von Vesikeln des Golgi-Apparats in der sinusoidalen Plasmamembran.
B. Direkter Vesikel-Transport von und zur sinusoidalen Plasmamembran.
C. Vesikel-Transport zum Golgi-Apparat.
D. Endozytose von Vesikeln der sinusoidalen Plasmamembran, Abbau in Lysosomen zur Reutilisierung zur Membran-de novo-Synthese.
E. Vesikel-Transport von der sinusoidalen zur Gallekanälchen-Plasmamembran.
F. Laterale Bewegung von Plasmamembrankomponenten.
G. Translokation zwischen Golgi- und Lysosomen-Kompartiment.

Tabelle 13 Prozentualer Anteil der Plasmamembran-Domänen von Hepatozyten

Sinusoidal	lateral	Gallekanälchen	Autor
72	16	12	Weibel et al 1969
61	9	30	Hubbard et al 1983
60	27	13	Matsuura et al 1982 (Plasmamembranfraktionen)
41	50	9	David 1985 (12 Monate alte Ratten)

Die sinusoidale Domäne besitzt vorwiegend Rezeptoren zur Erleichterung des Austausches von Molekülen mit dem Blut, z.B. von Hormonen wie Insulin, während an der lateralen Domäne differente Proteine gebunden werden und Proteinkanäle zum Austausch zwischen den Zellen existieren und an der Gallekanälchen-Domäne wiederum anderer Proteine und Glycoproteine lokalisiert sind (Tab. 14, 15, 16).

An isolierten Rattenhepatozyten wurde eine Bindung von 100000–400000 Asialoglycoproteinen je Zelle ermittelt. Bei 37 °C sollen in 2 Stunden je Zelle 1×10^6 Moleküle gebunden, internalisiert und abgebaut werden (Zeitlin u. Hubbard 1982). Die Konzentration der Asialoglycoproteinrezeptoren ist an der Plasmamembran des vas-

Tabelle 14 Enzyme und Rezeptoren der sinusoidalen Domäne (vaskulärer Pol) der Plasmamembran (mod. nach Evans, 1980)

1. Erkennung, Aufnahme und Abbau von Metaboliten

Asialoglycoproteine
Glucuronidase
Fettsäuren
Gallensäuren
Bromsulphonaphthalein
Plasmalipoproteine
Chylomicronfragmente
Guaninnucleotide
Hämopexin-Eisen
Transcobalamin II

2. Hormonrezeptoren-Bindungen

Prolactin
Proinsulin
Insulin
Wachstum-induzierende
Hormone
Prostaglandin $E_{1,2}$
Adrenalin
Glucagon
Angiotensin
Thyroxin
Estrogen
Epidermal growth factor

3. Bindung von Kationen Wirkung von Toxinen

Calcium
Choleratoxin
Lectine
Cytochalasine
Phallotoxine
Procaine

4. Antigene

Histocompatibilität
Immunglobulin A
HLA-Klasse I-Antigene (pathologisch)
Haptoglobin-Hämoglobin-Komplexe

5. Transport von Metaboliten

Aminosäuren
D-Glucose

Tabelle 15 Funktionen und Rezeptoren der lateralen Domäne der Plasmamembran

Adhäsion	Spezifität
Zell-Zell-Kommunikation	Gap junctions
Gewebepermeabilität	Tight junctions
Hormonrezeptoren	Insulin

Tabelle 16 Enzyme der Gallekanälchen-Domäne der Plasmamembran

5'-Nucleotidase
$(Na^+ - K^+)$ ATPase
Leucinaminopeptidase
alkal. Phosphodiesterase I

kulären Pols 4mal so hoch wie lateral. Sie fehlen fast vollständig im Bereich der Gallekanälchen und an den Nichthepatozyten.

HLA-Klasse I-Antigene werden bei menschlichen Hepatozyten normalerweise nicht exprimiert (De Vos et al. 1985). Unter pathologischen Bedingungen treten sie im sinusoidalen und lateralen Bereich auf, besonders in Arealen von Piecemeal-Nekrosen, was für die Interaktion mit T-Lymphozyten wichtig ist.

Einzelne Enzyme wie die (Na^+, K^+)-ATP-ase sind über die gesamte Hepatozytenoberfläche verteilt. Beim Nachweis mit Immunferritin zeigt sich im canaliculären Bereich eine 2,5mal höhere Partikeldichte als in den anderen Domänen. Wegen des höheren Anteils der sinusoidalen Domänen an der Gesamtoberfläche ist die Menge des Enzyms hier jedoch etwa insgesamt doppelt so groß. Funktionell werden durch das Enzym unterschiedliche Leistungen katalysiert, kanalikulär besonders der Gallensäure-unabhängige Gallenfluß und andere spezifische Transportprozesse, sinusoidal-lateral der aktive Transport von Natrium sowie der sekundäre aktive Transport verschiedener anderer Substanzen (Takemura et al. 1984).

Chlorpromazin führt innerhalb von 30 Minuten in Primärkulturen von Rattenhepatozyten zur Dislokalisation von Intramembranpartikeln an der Plasmamembran der sinusoidalen Domäne infolge einer Reduktion des Cholesterolgehaltes der Membran. Es kann aus diesem Befund abgeleitet werden, daß der cholestatische Effekt des Chlorpromazins primär durch eine Störung der Architektur der sinusoidalen Plasmamembran bedingt ist und erst sekundär durch Einwirkung auf den Galleskretapparat.

Ein weiterer Aspekt betrifft die Kontrolle der Endozytose und Exozytose und des Plasmamembran-Recycling zwischen den verschiedenen Domänen der Plasmamembran Viele Polypeptide und Proteine werden an Rezeptoren der sinusoidalen Plasmamembran gebunden und schnell interiorisiert. Einige werden in die Galle abgegeben. Diese transhepatozytäre Route, z. B. von IgA und Gallensäuren stellt eine Komponente der entero-hepatischen Zirkulation dar (Schiff et al. 1986). Dabei ist die Natur der Vesikel noch nicht geklärt, die transzellulär zwischen sinusoidaler und biliärer Domäne wandern.

Die Internalisation (Endozytose, Pinozytose von Proteinen an der vaskulären — in geringem Umfang auch lateralen — Oberfläche erfolgt über die Bindung an Asialoglycoproteinrezeptoren in Form von 30 sec. bis 2 min. Ferritin-markierte Proteine werden in 5 Minuten in Vesikeln und Tubuli der Golgi-Lysosomen-Region nachgewiesen, nach 10 Minuten in der Gallekanälchen-nahen Zone. Mit kolloidalem Gold konjugierte Low-density-Lipoproteine (LDL) werden durch die entsprechenden Rezeptoren an der vaskulären Plasmamembran der Hepatozyten gebunden und über „coated pits" an der Basis der Microvilli (Stockert et al. 1980, Wall et al. 1980) internalisiert, zum Teil in multivesikulären Körpern angesammelt. Nach 2 Stunden werden Goldmarkierte Lysosomen nahe den Gallekanälchen gefunden. Nach einer Induktion der hepatozytären Rezeptoren für LDL durch Estrogen werden LDL-Moleküle an der Oberfläche des gesamten Microvillis beobachtet, die innerhalb von 15 Minuten zur Basis wandern (Handley et al. 1981).

Die funktionellen und ursächlichen Bedingungen der Heterogenität der Hepatozyten werden in Tabelle 17 zusammengefaßt dargestellt.

Tabelle 17 Heterogenität der Hepatozyten

— unterschiedliche Ausstattung mit Schlüsselenzymen und Zellorganellen
— unterschiedliche Substrat- und Hormonkonzentration und Innervation
— unterschiedliche Signalübertragung durch extra- und intrazelluläre Rezeptoren

bedingt durch:

1. Lokalisation im Leberläppchen
2. Zonierung des Leberläppchens
3. Zonierung der Hepatozyten
4. Volumendifferenzen der Hepatozyten
5. unterschiedliches Alter der Hepatozyten
6. Ploidie und Nuklearität

2. Die „Perisinusoidale Funktionseinheit"

2.1. Komponenten der „Perisinusoidalen Funktionseinheit"

Die Heterogenität der Leberfunktionen ergibt sich zum anderen auch aus der Tatsache, daß die Hepatozyten nur etwa 80% des Gesamtvolumens und 65—70% der Zellen des Organs ausmachen. Die etwa 35% Nichthepatozyten stehen erst in den letzten Jahren im Mittelpunkt der Forschung.

Unser Konzept der „Perisinusoidalen Funktionseinheit" haben wir in einer Studie zusammenfassend dargestellt (David u. Reinke 1986). Bestandteile der „Perisinusoidalen Funktionseinheit" sind die Endothelzellen, Kupffer-Zellen, Ito-Zellen, Pit-

Zellen, der vaskuläre Pol der Hepatozyten und als Reaktionsraum der Disse'sche Raum, wobei enge Beziehungen zum Sinusoid bestehen (Reinke 1986, David u. Reinke 1987, Reinke u. David 1987) (Schema 9).

Schema 9 Volumenanteile der Bestandteile der „Perisinusoidalen Funktionseinheit" (mod. nach Blouin et al. 1977)

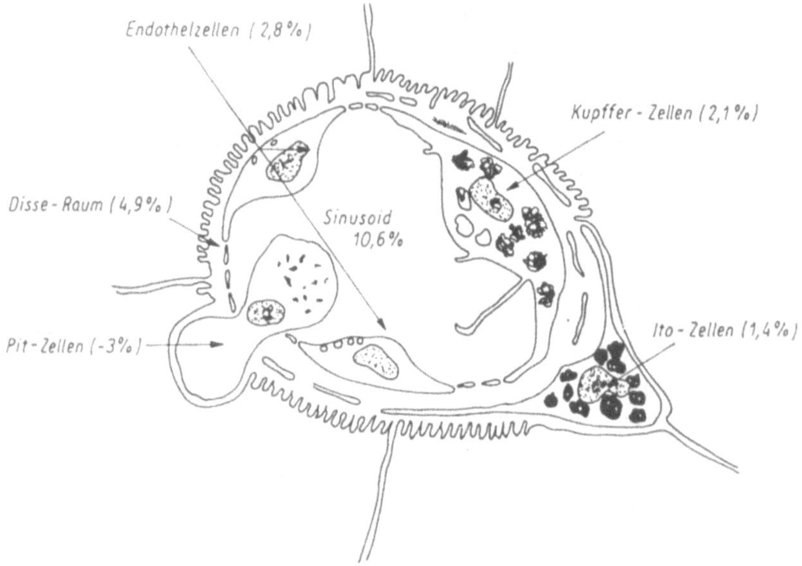

2.2 Die Sinusoide

Die Sinusoide der Leber werden morphologisch und funktionell durch 2 Merkmale charakterisiert: 1. Die Auskleidung durch 2 differente Zelltypen, die Endothelzellen und die Kupffer-Zellen (vereinzelt auch noch Pit-Zellen); 2. das Fehlen einer Basalmembran (Abb. 1a). Sie unterscheiden sich damit von den Kapillaren aller anderen Organe. Die kritische Länge eines Sinusoids soll 300–400 μm betragen.

Pathologische Veränderungen des Sinusoids betreffen die Weite des Lumens. Einengungen, die nicht auf die in das Lumen vorspringenden perinukleären Zellbereiche und Kontraktionsvorgänge von Fortsätzen der Ito-Zellen zurückzuführen sind, werden durch Schwellungen und Ablösungen der Wandzellen des Sinusoids (Abb. 2b), aber auch der Hepatozyten (Abb. 1b), exzessive Phagozytose der Kupffer-Zellen und eine Ansammlung von Blutzellen im Lumen bedingt. Die vorgeschalteten Sinusoidbereiche können sekundär erweitert sein. Primäre Dilatationen finden sich bei Störungen im Wandbereich, Untergang von Hepatozyten und bei der Peliosis hepatis.

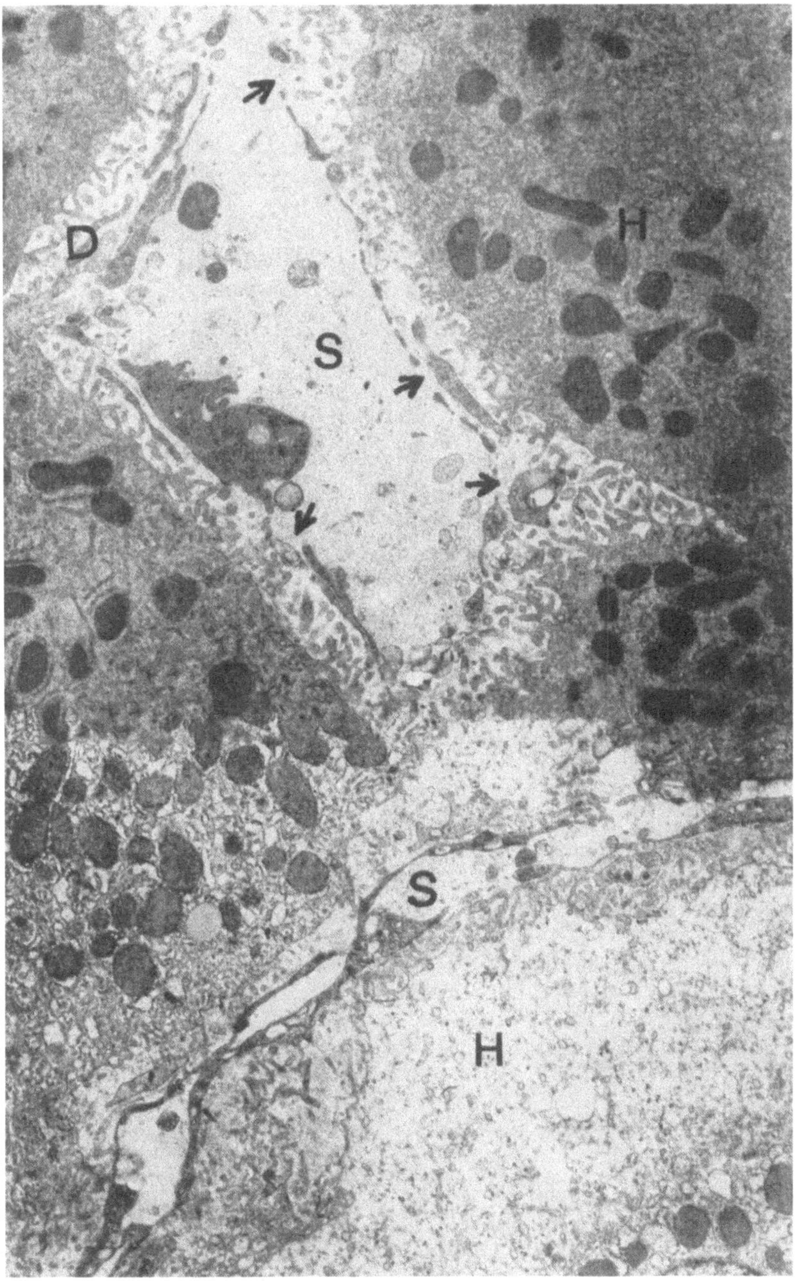

a

b

Abb. 1a Übersicht über ein normales Sinusoid (S) ausgekleidet mit Poren (↑)-haltigen Endothelzellausläufern; umgeben den Disse'schen Raum (D), in den Microvilli der Hepatozyten (H) hineinragen × 8000

Abb. 1b Lumeneinengung des Sinusoids (S) infolge Schwellung eines vaskulären Hepatozytenpols L(H) × 6000

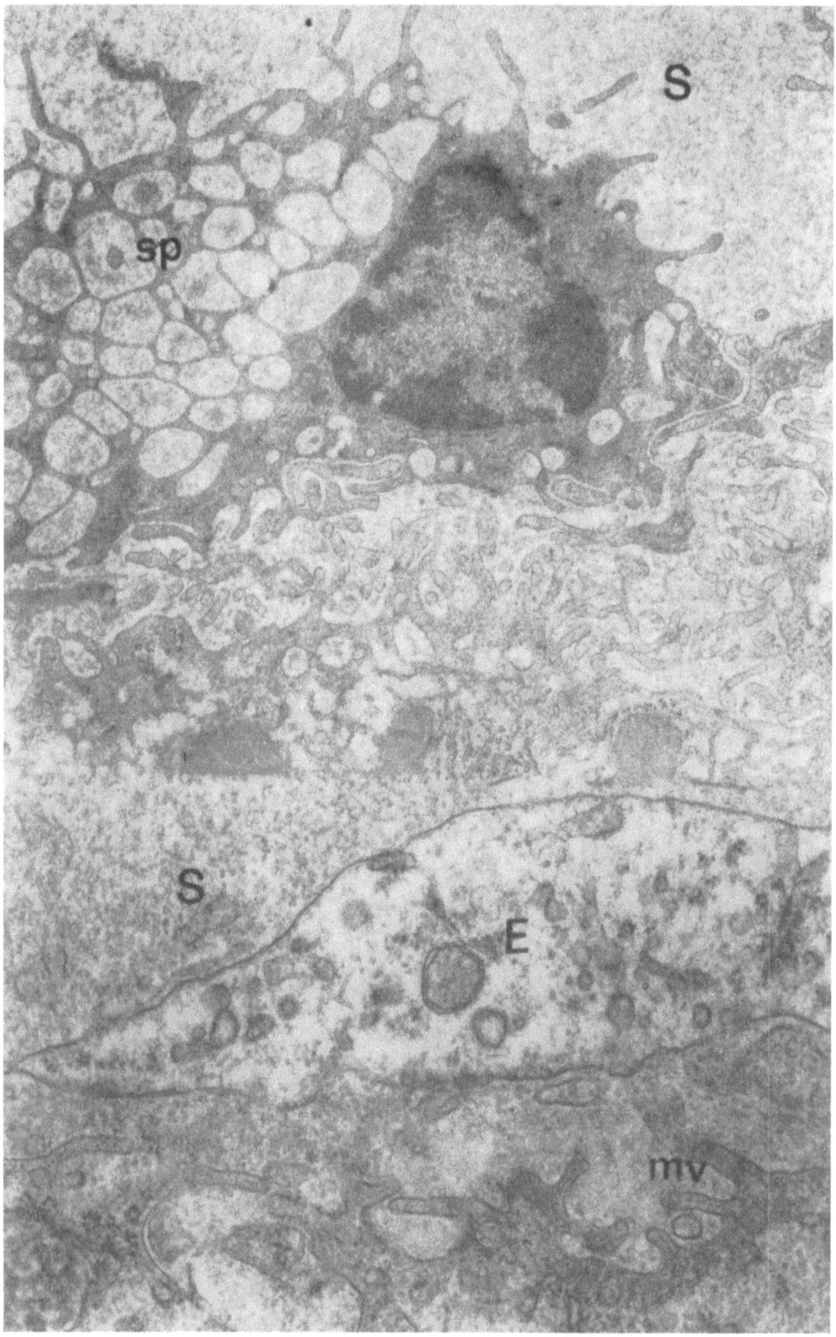

a

b

Abb. 2a Flachschnitt einer Endothelzelle eines Sinusoids (S) der Leber mit Siebporen (sp) ×16000

Abb. 2b Geschwollener ödematöser Endothelzellausläufer (E), der einengend in ein Sinusoid (S) ragt. Regelrechte Microvilli (mv) eines Hepatozyten ×30000

2.3. *Die Endothelzellen*

Die Endothelzellen (Abb. 2a) stellen mit 43–72% den Hauptanteil der Nichthepatozyten. Ihr Volumenanteil an der Leber beträgt 2,8% (Schema 10). Die etwa 130 μm großen Endothelzellen bestehen aus dem Zellkörper und langen dünnen Fortsätzen. Im Zellkörper ist ein mäanderartiges kanalikuläres System mit Öffnungen zum Sinusoid z. T. auch zum Disse'schen Raum ausgebildet. An der Zellmembran sind Rezeptoren, z.B. für Glycoproteine, Immunglobulin G, Insulin, Transferrin nachweisbar. Die Fortsätze enthalten zahlreiche 0,1 μm große Poren, die vielfach in sogenannten Siebplatten angeordnet sind, und einzelne etwa 1 μm große Poren. Durch die Poren erfolgt der Austausch zwischen dem Blut der Sinusoide und dem Disse'schen Raum. Neben den Poren ist für die transzellulären Transportprozesse die Endozytose als Micro- und Macropinozytose von erheblicher Bedeutung.

Die Weite der sinusoidalen Endothelzellfenster wird durch Actinfilamente in Anwesenheit von Calcium und Calmodulin reguliert. Eine Dilatation und Fusion der Fenster wird sowohl durch eine Zerstörung der Filamente z.B. durch Cytochalasin B

Schema 10 Zusammensetzung der Endothelzellen (mod. nach Blouin et al. 1977)

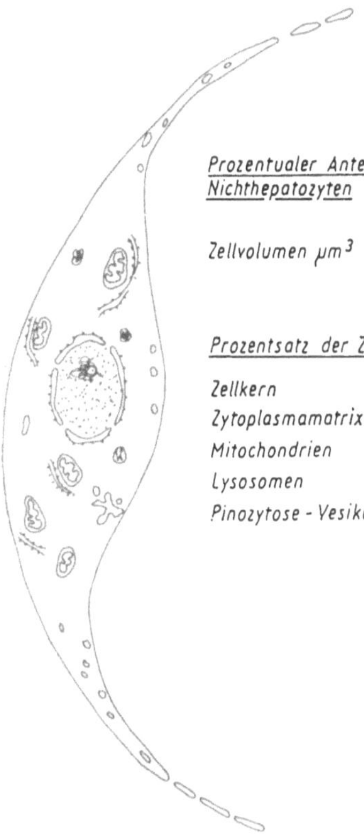

Prozentualer Anteil an den Nichthepatozyten	43–72%
Zellvolumen μm³	130
Prozentsatz der Zellbestandteile	
Zellkern	16,4
Zytoplasmamatrix	66,9
Mitochondrien	4,3
Lysosomen	6,9
Pinozytose-Vesikel	5,5

als auch durch ihre Zunahme nach Phalloidingabe bedingt (Oda et al. 1986, Tsukada et al. 1986).

Die Poren der Siebplatten der Endothelzellen nehmen von periportal zu ventrolobulär an Größe ab (110,7 ± 0,25 nm: 104,8 ± 0,22 nm), während ihre Zahl zunimmt (9–13 μm^2). Gleichzeitig steigt die Sinusoidweite von 5,9 ± 0,17 µm auf 7,1 ± 0,25 µm (Wisse et al. 1985) (Schema 11). Mit dem Konzept der „erzwungenen Siebung" und „Endothelzellmassage" (Wisse et al. 1985) wird der Eintritt von Flüssigkeit und partikulären Substanzen in den Disse'schen Raum erklärt (Schema 12, 13).

Schema 11 Veränderungen der Endothelzellporen

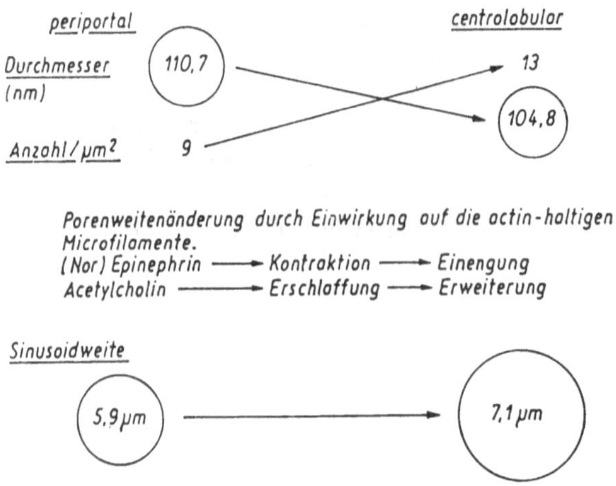

Schema 12 Endotheliale Massage

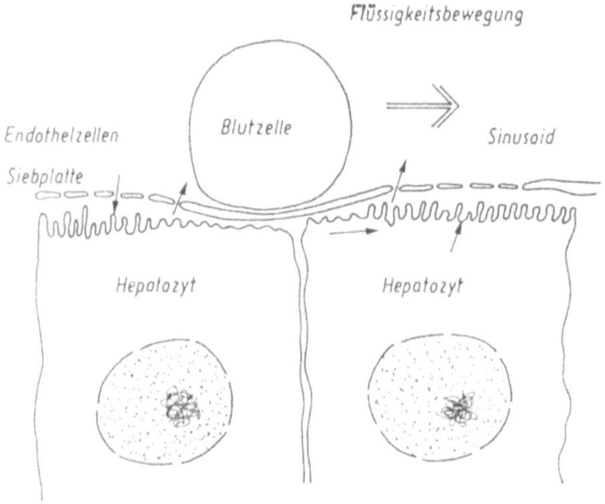

Schema 13 Forced Sieving

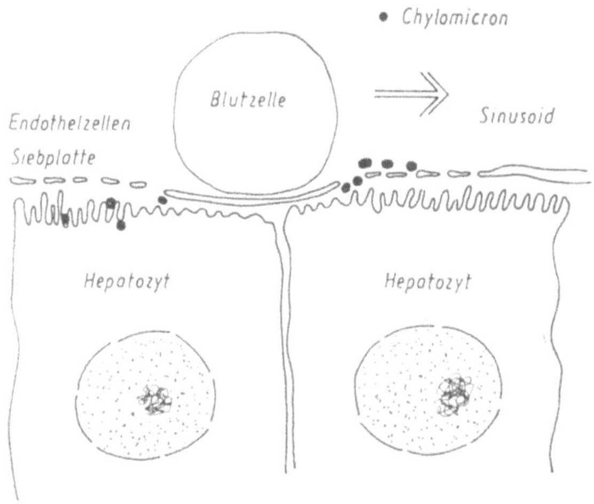

Eine wesentliche Rolle spielen bei diesem Konzept die Blutzellen, deren Volumen größer ist als das Sinusoidlumen.

Infolge der stärkeren Windungen und größeren Oberflächen/Volumen-Relation der Sinusoide in der periportalen Zone sind die Hepatozyten dieser Zone im Austauschprozeß in größerem Umfang beteiligt. In der perivenösen Zone bewirkt eine höhere Porosität der Endothelwand durch eine größere Zahl von Fenstern pro Oberflächeneinheit auf andere Weise günstige Austauschbedingungen. Nach Hardonk et al. (1986) werden z. B. 17 nm große Goldpartikeln vermehrt in perivenösen Hepatozyten gefunden, was auf die höhere Porosität und die geringere Zahl von Kupffer-Zellen mit eingeschränkter Endozytose zurückgeführt wird.

In der menschlichen Leber sinkt der Durchmesser der Poren von 70 $\pm$ 5 nm bei Kontrollen auf 46 $\pm$ 6 bei Zirrhose; ihre Zahl wird von 6,6 $\pm$ 0,9 je μm^2 aud 2,8 $\pm$ 0,4 reduziert. Dadurch wird der Durchtritt von Sauerstoff und Nahrunsgstoffen eingeschränkt und der sinusoidale Druck steigt (Tsukada et al. 1986).

Über das Porensystem des Endothelzellensiebes üben diese einen Filtrations- aber auch Trennungsprozeß aus, wobei Chylomicra mit eingebauten Triglyceriden von Triglycerid-freien, Cholesterolreichen getrennt werden, die von Hepatozyten verstoffwechselt werden. Dilatationen oder Zerreißungen der Fenster z. B. nach Alkohol, CCl_4 oder ein Druckanstieg bei kardialer Insuffizienz führen zur erhöhten Einflutung von Triglyceriden mit Ausbildung einer Fettleber (Fraser et al. 1986).

Von der vom Periportalbereich zum perivenösen Bereich zunehmenden Porosität der Sinusoide wird nicht nur die Siebung der Lipoproteine betroffen, sondern auch die von anderen Partikeln ähnlicher Größe wie Viren. Nach Zerstörung der Endothelbarriere können auch große, normalerweise nicht hepatotrope Viren die Hepatozyten schädigen und zu Nekrosen führen.

Die Kooperation bei der Aufnahme der Metabolisierung von Substanzen ist z.B. mit 125I-Ceruloplasmin zu demonstrieren (Tavassoli et al. 1986). Rezeptoren der Endothelzellen binden das Molekül, das durch Desialation modifiziert und in den Disse'schen Raum transportiert wird. Das Galactosyl-Erkennungssystem der Plasmamembran der Hepatozyten bindet das modifizierte Molekül, das dann internalisiert wird.

Endothelzellen produzieren und sezernieren Fibronectin, das als kontinuierliche Lage unter ihnen im Disse'schen Raum abgelagert wird (Rieder et al. 1986). Unter pathologischen Bedingungen wie einer chronischen Hepatitis wird Fibronectin auch an der sinusoidalen Oberfläche, an den Filamenten des Disse'schen Raumes und im Interzellularraum abgelagert. Bei der Entstehung einer Leberfibrose wird dem Fibronectin eine Schrittmacherrolle zugeschrieben.

Mit Hilfe monoklonaler Antikörper werden in den verschiedenen Läppchenzonen an Endothelzellen heterogene Oberflächenantigene nachgewiesen, die sonst mit Monozyten, Makrophagen und T-Lymphozyten verbunden sind wie OKT 4, Leu 3a, OKM 1−, OKM 5+ und HLA-DR+ (Nagura et al. 1986).

Pathologische Veränderungen betreffen die Aktivierung, Hypertrophie und Hyperplasie der Endothelzellen, wobei vermehrt Mitosen auftreten können. Die Zellfortsätze können in zwei oder mehr Lagen übereinander geschichtet sein. Porenveränderungen (Tab. 18) äußern sich im wesentlichen in einer Vergrößerung, Zusammenfließen bis zur Ausbildung von großen Lücken, woraus ein breiter Kontakt zwischen Blut und dem vaskulären Pol der Hepatozyten resultiert. Im Verlaufe degenerativer Veränderungen der Andothelzellen kommt es zu ihrer Schwellung, zu ihrer Ablösung und zu Nekrosen.

Tabelle 18 Veränderung der Porengröße der Siebplatten der Endothelzellen

Vergrößerung	
z.B.	Alkohol
	Druckerhöhung
	Hypoxie
	Bestrahlung
	Endotoxine
	CCl_4
Verkleinerung	
z.B.	Serotonin
	Noradrenalin

2.4. *Die Kupffer-Zellen*

Der Anteil der Kupffer-Zellen an den Nichthepatozyten beträgt 17−42%. Ihr Volumenanteil liegt bei 2,1% des Lebervolumens. Sie sind Teil des Reticuloendothelialen Systems (RES) bzw. des mononukleären phagozytären Systems (MPS) des

Organismus. Sie besitzen reichlich lysosomale Strukturen, haben eine aktivbewegliche vielgestaltige Oberfläche aus Microvilli, Pseudopodien, Filopodien und Lamellipodien (Schema 14, Abb. 3).

Schema 14 Zusammensetzung der Kupffer-Zellen (mod. nach Blouin et al. 1977)

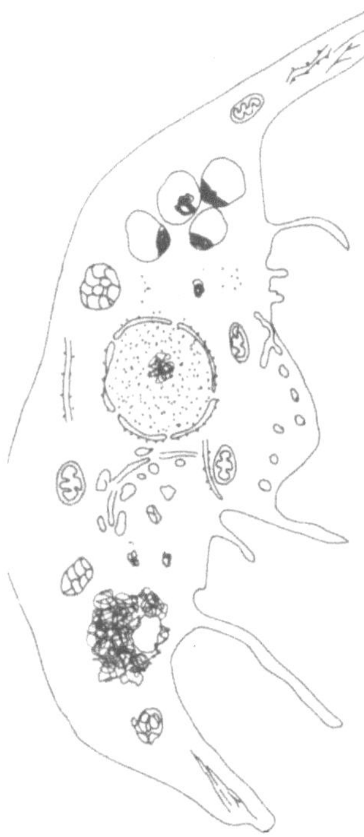

Prozentualer Anteil an den Nichthepatozyten	17 - 42 %
Zellvolumen μm^3	250
Prozentsatz der Zellbestandteile	
Zellkern	19,2
Zytoplasmamatrix	60,9
Mitochondrien	4,5
Lysosomen	13,6
Pinozytose - Vesikel	1,8

Die heute als Kupffer-Zellen charakterisierten Zellen entsprechen nicht den von Kupffer 1876 beschriebenen. Diese sin den Ito-Zellen (perisipusoidalen Zellen) gleichzusetzen.

Die Zunahme der Zahl der Kupffer-Zellen geht im wesentlichen durch eine Proliferation der ortsständigen Zellen vor sich. Sie haben eine Halbwertszeit von 12,4 Tagen. Dazu kommt jedoch in wechselndem Umfang eine Einwanderung von extrahepatischen mononukleären Makrophagen. Granulome, wie sie z. B. durch Zymosan hervorgerufen werden, setzen sich aus beiden Zelltypen zusammen (Wacker et al. 1986).

Die 250 μm^3 großen Kupffer-Zellen sind Peroxidase-positiv und enthalten reichlich Lysosomen und Phagosomen. An der Zellmembran werden Rezeptoren für Lipoproteine, Glycoproteine, Immunoglobulin G, HLA-Antigene Klasse I, Fc + C3 u. a. sowie Bindungssitze für Lipide, denatuierte Proteine, lysosomale Enzyme, Fremdsubstanzen, Bakterien, Hefen und Viren nachgewiesen. Die für die Kupffer-

a

b

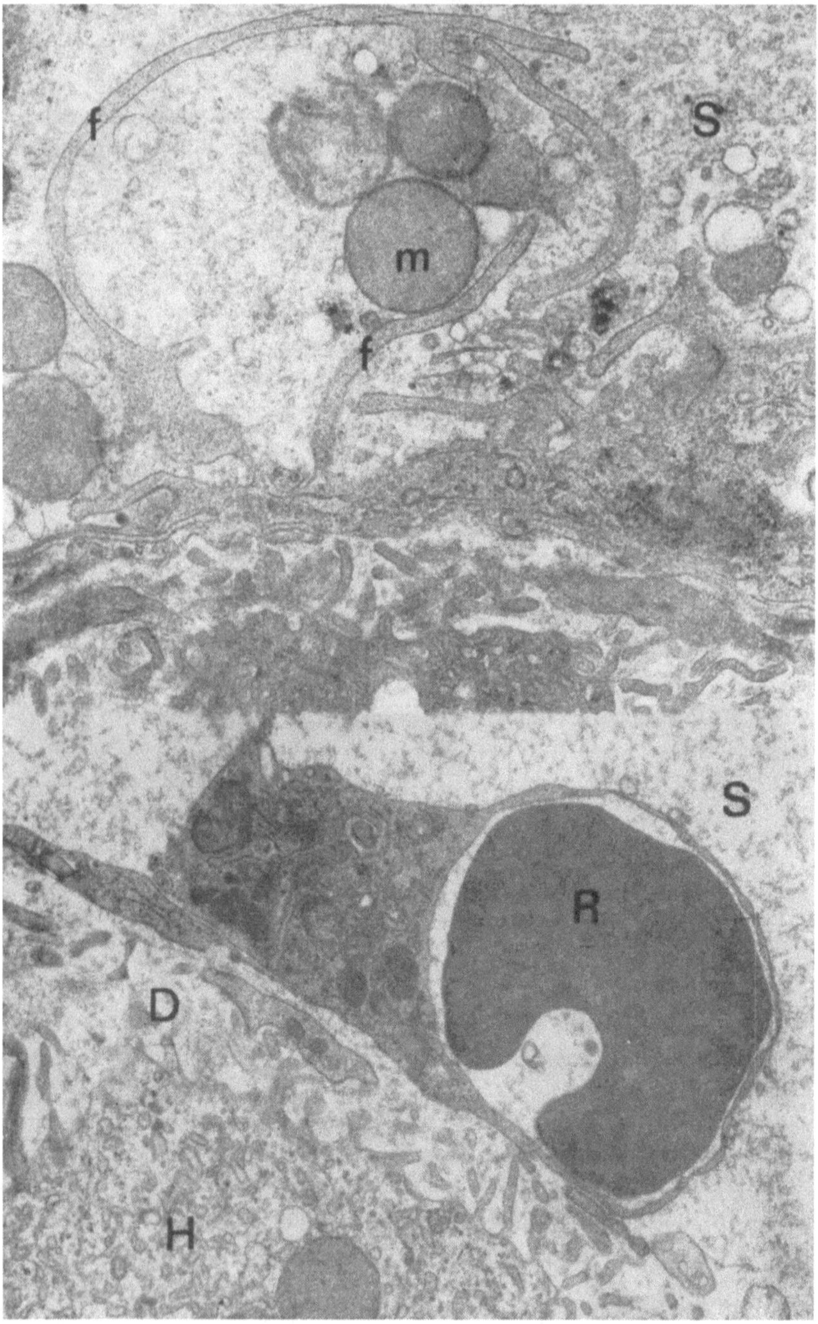

Abb. 3a Filopodien (f) von Kupffer-Zellen, die aus Hepatozyten stammende Mitochondrien (m) als Beginn eines Phagozytose-Prozesses umschlingen. S, Sinusoid × 18000

Abb. 3b In einer Kupffer-Zelle (K) aufgenommener, von einem schmalen Zellausläufer umgebener Erythrozyt (R) S, Sinusoid. D, Disse'scher Raum. H, Hepatozyt × 12000

Zellen charakteristischen aktiven Endozytosevorgänge erfolgen über Phagozytose- und verschiedene Formen der Pinozytose. Die Kupffer-Zellen haben einen wesentlichen Anteil an der Klärung des Blutes von toxischen endogenen Substanzen, z. T. koagulierter Blutbestandteile, Antigenen und exogenen Fremdsubstanzen.

Als wesentliche Funktionen der Kupffer-Zellen werden herausgestellt:

— die Sekretion biologisch-aktiver Agentien, die die Lymphozytenaktivität, die die Fibroplasie beeinflussen, sowie von Faktoren, die in das Komplement-System einbezogen sind.

— Den Abbau von Lipiden (möglicherweise wirkungsvoll zur Prävention der Arteriosklerose)

— den Eisenmetabolismus insbesondere Erythrozyten — Hämoglobinabbau durch Hämoxigenase

— die Regulierung der sinusoidalen Mikrozirkulation

— die Entfernung denaturierter Proteine

— die Beteiligung an der Tumorabwehr, der Schockresistenz, Resistenz gegen Infektionen und Bestrahlungsschäden

— den Schutz der Peripherie vor Antigenüberlastungen aus dem Darm

— die Erhaltung der Kreislaufintegrität durch Entfernung von Produkten der intravaskulären Koagulation.

Pathologische Einwirkungen führen zur Aktivierung, Hypertrophie und Hyperplasie. Während der Proliferation, besonders bei der Ausbildung von Granulomen, treten zahlreiche Mitosen auf. Die Zahl der Pseudopodien, Filopodien und anderer Fortsätze erhöht sich mit der Stimulierung der Phagozytose. Neben Fremdsubstanzen und Endotoxinen werden vorwiegend gealterte oder geschädigte Erythrozyten (Abb. 4) aufgenommen und in der Zelle mit der Bildung von Hämosiderin (Abb. 5) und Ceroidpigment abgebaut. Bei immunologischen Prozessen beteiligen sich die Kupffer-Zellen durch die Produktion von Immunsubstanzen und durch Endozytose von diesen. Infolge einer Insuffizienz und Blockade der Kupffer-Zellen (Tab. 19) kann eine Reduktion ihrer Klärfunktion von Fremdsubstanzen des Blutes und Endotoxinen eintreten. Bei Virusinfektionen kommt es entweder zum einfachen Transfer oder zur Akkumulation und Replikation der Viruspartikeln. Degenerative Veränderungen führen zu Ablösung oder Nekrose.

Die Beziehungen der Kupffer-Zellen zu den anderen Zelltypen äußern sich in verschiedener Weise. Während der Phagozytose durch die Kupffer-Zellen, z.B. von Latex-Partikeln, wird der Cytochrom-P-450-Spiegel der Hepatozyten und die damit in Verbindung stehende Arzneimitteltransformation reduziert (Peterson u. Renton 1986). Die Phagozytoserate der Kupffer-Zellen wird durch Endotoxine stimuliert. Die Depression der Phagozytose-Aktivität z.B. nach CCl_4 wegen erhöhter Aufnahme geschädigter Zellen führt dazu, daß die normalerweise aufgenommen und abgebauten Antigene im Blut bleiben (Okazake et al. 1985).

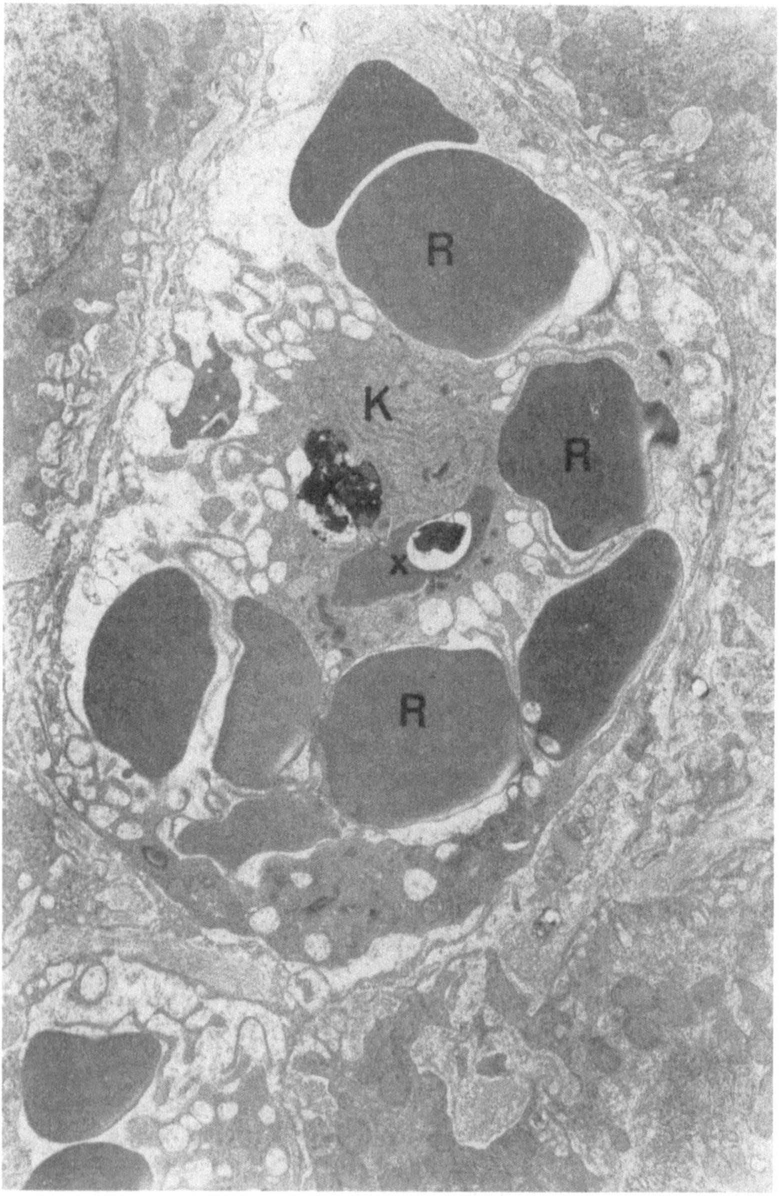

Abb. 4 Kupffer-Zelle (K) mit zahlreichen phagozytierten intakten Erythrozyten (R) sowie Abbaustufen ×6000

a

b

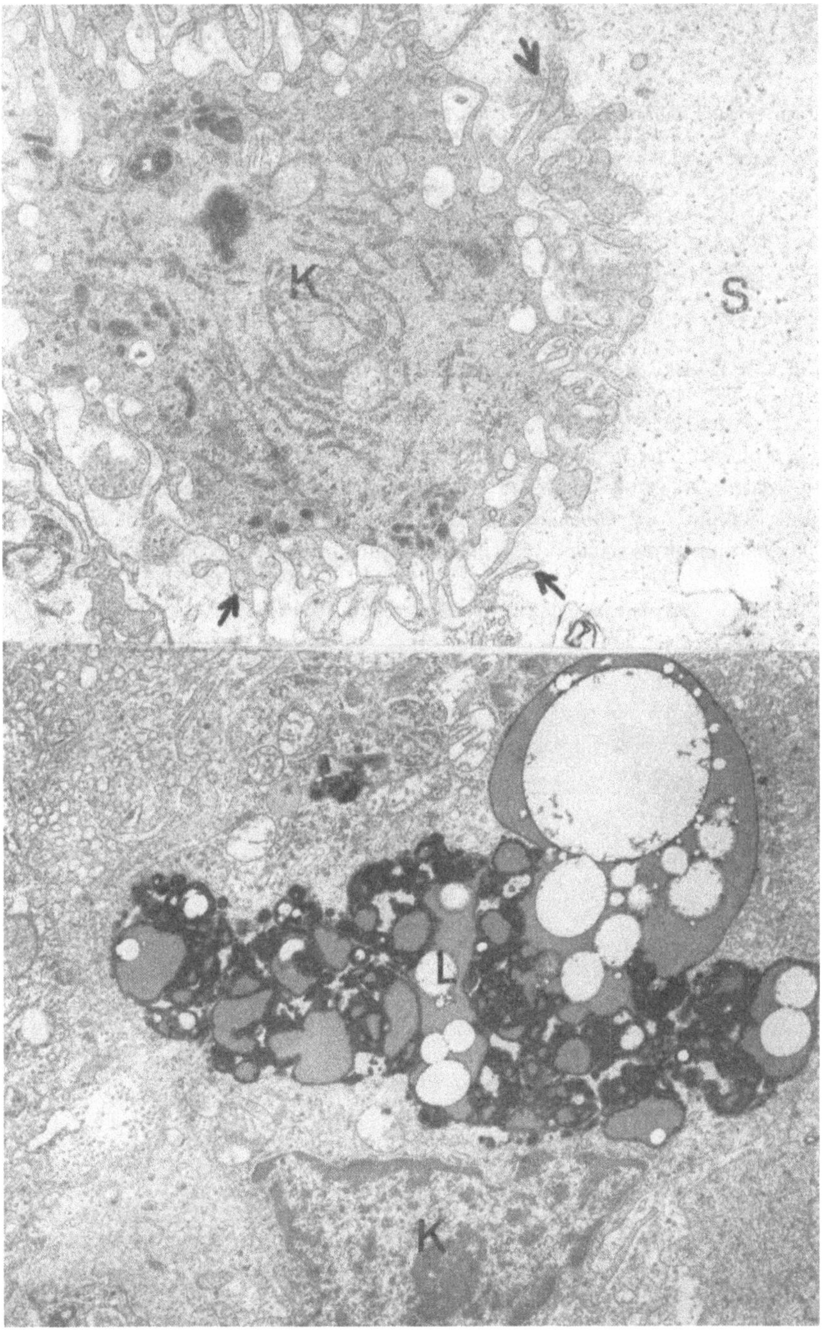

Abb. 5a Kupffer-Zellen (K) mit komplex gestalteter Oberfläche (↑) aus Pseudopodien Filopodien und Microvilli, die in die Sinusoide (S) hineinragen ×10000

Abb. 5b Lipofuszinablagerung (L) im perinukleären Bereich einer Kupffer-Zelle. K, Zellkern. ×10000

Tabelle 19 Funktionsinsuffizienz und Blockade der Kupffer-Zellen

→ mangelhafte Klärungsfunktion z. B. von Endotoxinen, Antigenen
→ Störungen des Hormonmetabolismus z. B. der Glucocorticoide
→ Reduktion der Phagozytosevorgänge
→ verminderte Kollagenaseproduktion
  → Fibrosierung

2.5. Die Ito-Zellen (Lipozyten) perisinusoidale Zellen, Fettspeicherzellen

Der Anteil der Ito-Zellen an den Nichthepatozyten beträgt zwischen 8—36%. 1,4% des Volumens der Leber werden durch sie repräsentiert (Schema 15). Sie sind mesenchymalen Ursprungs und sind im Disse'schen Raum lokalisiert. Ihre Größe liegt über 700 μm^3. Sie haben bis zu 20—20 µm lange Fortsätze, die das Sinusoid vollständig umgeben können und bei einer Kontraktion der vorhandenen Actinfilamente

Schema 15 Zusammensetzung der Ito-Zellen (mod. nach Blouin et al. 1977)

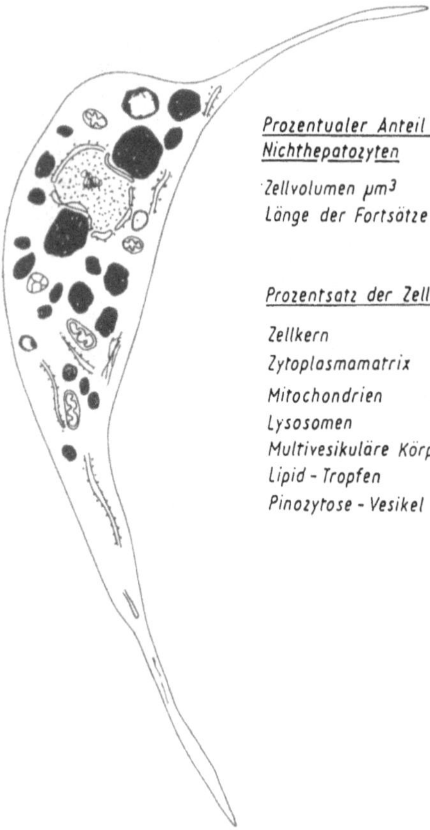

Prozentualer Anteil an den Nichthepatozyten	8-36%
Zellvolumen μm^3	700
Länge der Fortsätze µm	20-30

Prozentsatz der Zellbestandteile	
Zellkern	20,8
Zytoplasmamatrix	48,4
Mitochondrien	4,4
Lysosomen	0,2
Multivesikuläre Körper	0,7
Lipid-Tropfen	25,3
Pinozytose-Vesikel	0,2

zur Lumeneinengung führen können. Die Ito-Zellen sind durch einen hohen im allgemeinen über 20% liegenden Lipidgehalt charakterisiert (Abb. 6). Die Lipidkörper sind z. T. eng mit lysosomalen Strukturen verbunden. Die Zellen enthalten nicht selten eine Cilie und speichern Vitamin A (Tab. 20).

Unter pathologischen Bedingungen kommt es zu einer erhöhten Akkumulation von Lipiden und Vitamin A besonders bei Vitamin-A-Hypervitaminose, während bei Vitamin-A-Mangel ein Abbau der Lipidtropfen unter Beteiligung lysosomaler Strukturen vor sich geht. Der Transport des Vitamin A zu den Ito-Zellen läuft über die Hepatozyten als Transferstation.

Während der experimentellen Fibrose kommt es zur Transformation der Ito-Zellen zu Myofibroblasten mit dem Auftreten von Actin. Desmin ist in beiden Zellformen nachzuweisen (Ballardini et al. 1986).

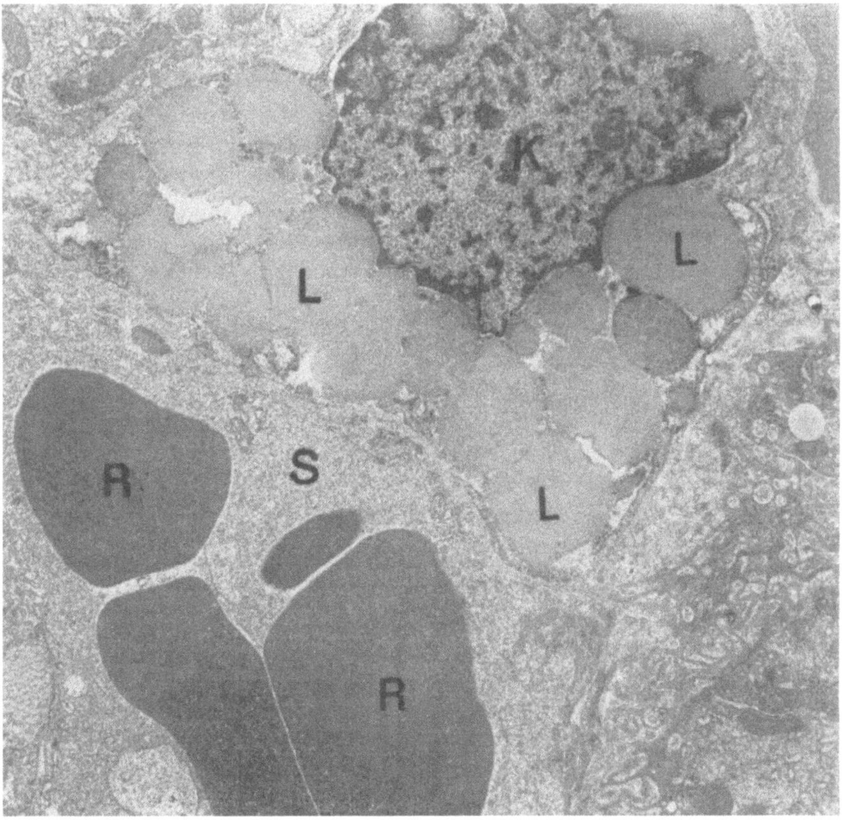

Abb. 6 Fast vollständige Anfüllung des Zytoplasmas einer Ito-Zelle mit Lipidtropfen (L). Kompression des Zellkerns (K) durch Lipidtropfen. Sinusoid (S) mit Erythrozyten (R) ×7500

Tabelle 20 Funktionen der Ito-Zellen

Vitamin-A-Speicherung
Lipidakkumulation
Transformation zu Fibroblasten und Myofibroblasten
→ Fibrose
→ Zirrhose
z. B. bei: chronischer Hepatitis
Alkoholintoxikation

Von den Ito-Zellen wird Fibronectin produziert und sezerniert (Ramadori et al. 1986). Außerdem wurde in ihnen auch saures Gliafibrillenprotein nachgewiesen (Gard et al. 1985). Nach Einwirkung con CCl_4 findet sich in den Zisternen des granulären endoplasmatischen Retikulums und im Golgi-Apparat Kollagen Typ I und III (Takahara et al. 1986).

Ein wichtiger Faktor bei Entstehung einer Fibrose der Leber ist die Störung der Proteoglycanzusammensetzung (Gressner et al. 1986). Das von den Ito-Zellen produzierte Chondroitinsulfat und Dermatansulfat steigen auf über 50% an, während der Anteil des von den Hepatozyten gebildeten Heparansulfats von 70% auf 40% reduziert wird.

2.6. Die Pit-Zellen

Der Anteil der Pit-Zellen an den Nichthepatozyten soll etwa 3% betragen (Schema 16) (Abb. 7).

Sie sind polar gebaut und druchsetzen die Sinusoidwand zwischen Endothel- und Kupffer-Zellen. Der im Disse'schen Raum liegende, bis zu den Hepatozyten reichende Pol ist reich an Organellen. Die Pit-Zellen enthalten 0,25–0,50 μm große Granula mit einem stäbchenförmigen dichten zentralen Körper, der von einer Halo und einer Membran umgeben wird. Die Zahl der Pit-Zellen soll bei einer Autoimmunhepatitis vermehrt sein. Zur Herkunft und Funktion der Pit-Zellen gibt es zwei differente Vorstellungen:

1. Sie werden als Teil des APUD-Systems angesehen. 2. Sie werden den großen granulären Lymphozyten zugeordnet und sollen eine Killer-Funktion haben.

2.7. Der vaskuläre Hepatozytenpol

Der vaskuläre Pol der Hepatozyten besteht aus der supranukleären sinusoidalen Zytoplasmazone mit den Zellorganellen und der angrenzenden Plasmamembran (David u. Reinke 1986, David et al. 1987). Ihre Charakteristika sind im einzelnen im Abschnitt 1.5. dargestellt.

Schema 16 Zusammensetzung der Pit-Zellen der Rattenleber (mod. nach Wisse et al. 1976)

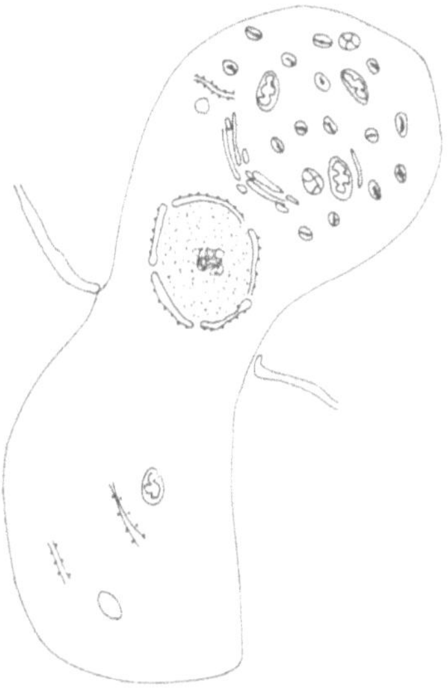

Prozentualer Anteil an den Nichthepatozyten	3 %
Durchmesser der Zellen µm	7,2
Zahl der Granula je Schnitt	12,9
Durchmesser der Granula µm	0,28

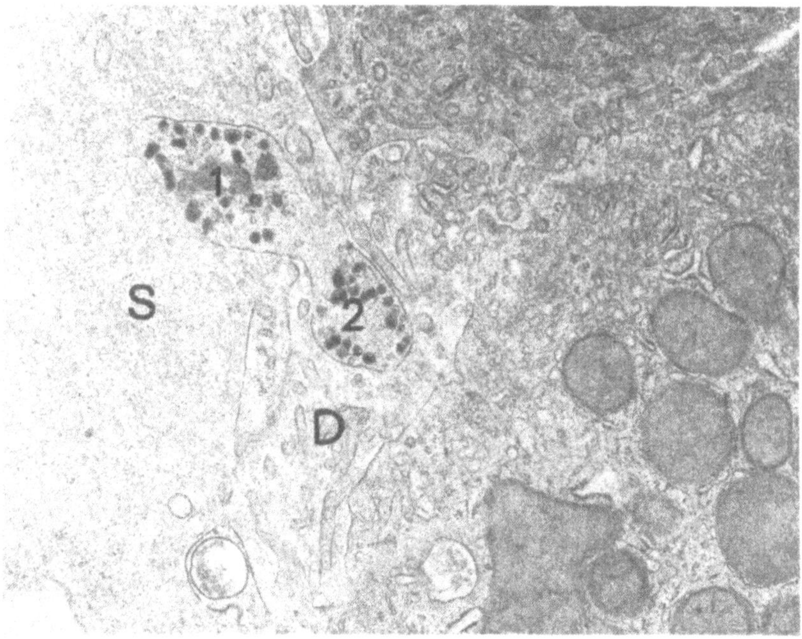

Abb. 7 Anschnitt einer Pit-Zelle mit Granula, ein Pol (1) im Sinusoid (S), der andere (2) im Disse'schen Raum (D) × 18000

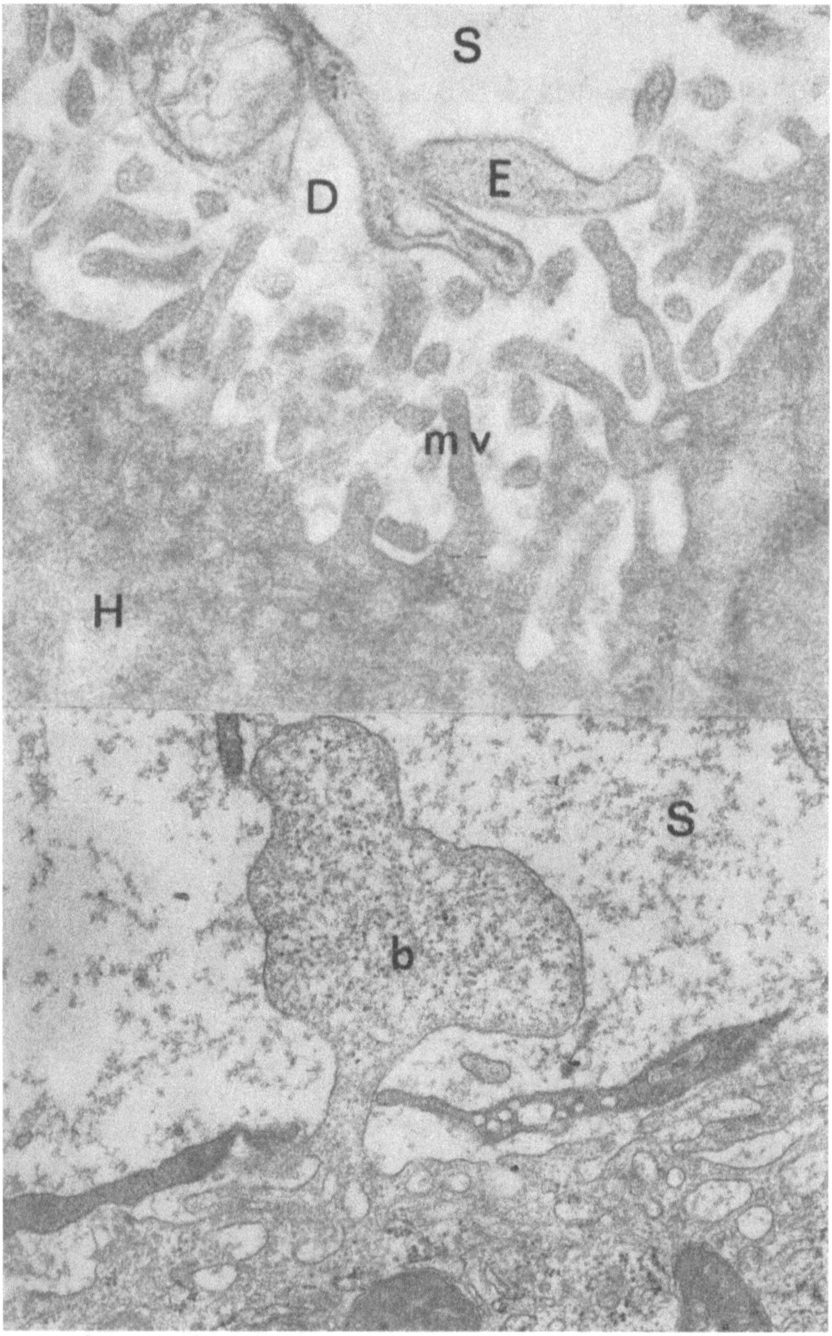

a

b

Abb. 8a Typische Microvillistruktur (mv) an der sinusoidalen Oberfläche eines Hepatozyten (H). D, Disse'scher Raum. E, Endothelzellausläufer. S, Sinusoid ×45000
Abb. 8b Blasige Vorstülpung (b) eines Microvillus in ein Sinusoid (S) ×25000

Die pathologischen Veränderungen des vaskulären Pols der Hepatozyten stehen in enger Verbindung mit der sinusoidalen Plasmamembran. Zahl und Länge der Microvilli (Abb. 8a) können passiv durch Druckerhöhung im Disse'schen Raum reduziert werden. Von besonderer Bedeutung sind kolbenförmige Auftreibungen der Micro-

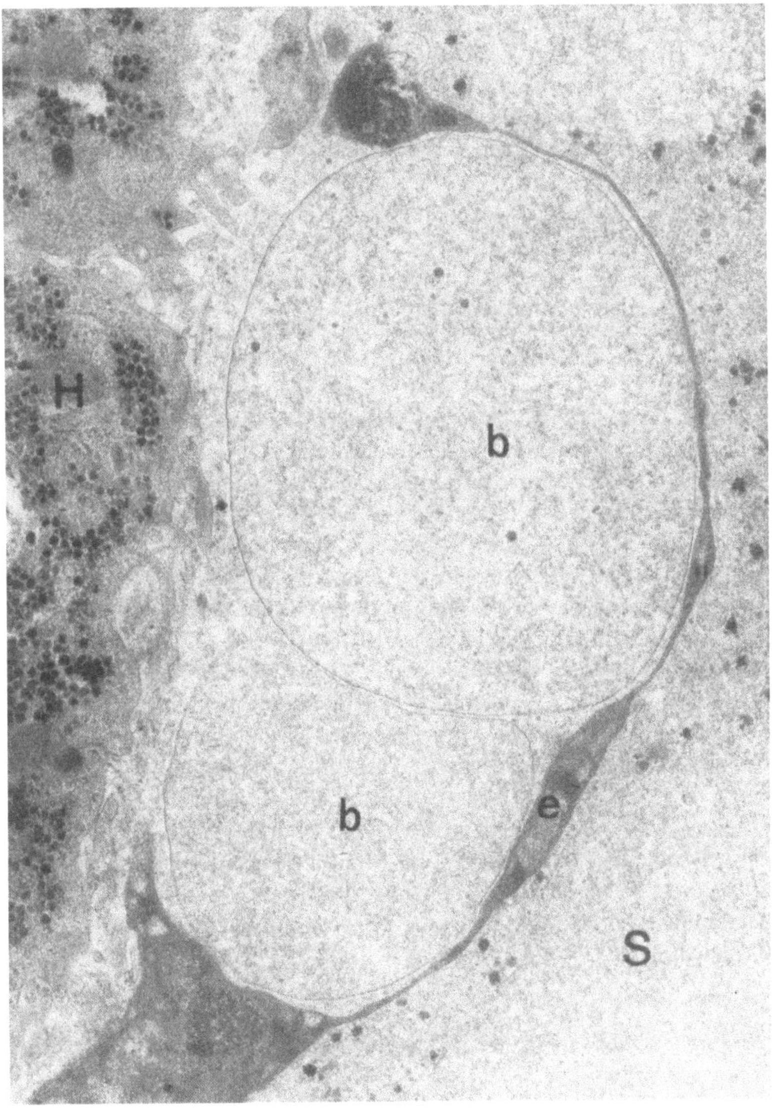

Abb. 9 Aus Vorstülpungen des vaskulären Pols von Hepatozyten (H) entstandene, im Disse'schen Raum liegende Organellenfreie Zytoplasmablasen (b) mit Vorwölbung der Endothelzellausläufer (e) in das Lumen eines Sinusoids (S) × 16000

villi (Abb. 8b) und blasige Abhebungen von ganzen Zellabschnitten, die aus Grundplasma z. T. mit Zellorganellen bestehen. In Form von Blasen können sie in den Disse'schen Raum (Abb. 9) und das Sinusoid abgestoßen werden. Diese Veränderungen treten besonders unter Sauerstoffmangelbedingungen. z.B. bei Konservierung und Transplantation der Leber auf.

Struktur und Zusammensetzung der Plasmamembran sind für die Anlagerung und Aufnahme von Hepatitis-Viren sowie damit verbundene immunologische Prozesse wie die Anlagerung von cytotoxischen T-Lymphozyten wesentlich. Die Akkumulation von Substanzen, z.B. Amyloid führt zu Abschnürungen und Abschmelzungen von Zytoplasmabestandteilen z.T. bis zur Kernnähe und der Ansammlung von Lipoproteinvesikeln im Disse'schen Raum.

2.8. Der Disse'sche Raum

Disse beschrieb 1890 die „Lymphbahnen der Säugetierleber" und damit den später nach ihm benannten Raum zwischen den Wandzellen des Sinusoids und den Hepatozyten.

Der Anteil des Disse'schen Raumes am Gesamtvolumen der Leber beträgt etwa 5%. Er stellt einen Funktions- und Reaktionsraum dar, der aus zellulären Bestandteilen (Ito-Zellen) und azellulären Matrixsubstanzen besteht und ständig von Blutplasma und partikulären Bestandteilen des Blutes sowie sezernierten Produktioen der angrenzenden Zellen durchströmt wird. Die den Disse'schen Raum begrenzenden Zellen (Endothelzellen, Kupffer-Zellen, vaskulärer Pol der Hepatozyten) sind zusammen mit den Ito-Zellen in unterschiedlichem Ausmaß Produzenten der Matrixsubstanzen. Im Disse'schen Raum sind die Kollagene Typ I, III, IV, V, die z.T. in Fibrillen und Filamenten angeordnet sind, Fibronectin, Proteoglycane, Proteoheparansulphat und Laminin zu finden (Geerts et al. 1986, Gressner et al. 1986).

Veränderungen des Disse'schen Raumes betreffen das Volumen, den Inhalt und die Kommunikation mit dem Sinusoid bzw. dem Interzellularraum und den Gallekanälchen.

Unter zahlreichen Schädigungen, so bei der Fibrose, Zirrhose, nach Transplantation kommt es zur Ausbildung von Fibrillen und Filamenten sowie zur Kapillarisierung, d.h. der Ausbildung von Basalmembranen unter den Sinuswandzellen.

Außerdem kann es zur Akkumulation atypischer Substanzen wie Amyloid oder Immunglobuline kommen.

2.9. Die Bedeutung des Konzepts der „Perisinusoidalen Funktionseinheit" für pathologische Leberprozesse

Unser Konzept der „Perisinusoidalen Funktionseinheit" geht von den engen strukturellen und funktionellen Beziehungen im Kooperationsverband von Endothelzellen, Kupffer-Zellen, Ito-Zellen und vaskulärem Pol der Hepatozyten mit dem gemeinsamen

Reaktionsraum, dem Disse'schen Raum aus. Der perisinusoidale Bereich unterscheidet sich in wesentlichen Parametern von jedem anderen Gefäßwand-Parenchymzell-Bereich. Bioulac-Sage et al. (1984) bezeichnen Endothelzellen, perisinusoidale Zellen und Kupffer-Zellen als „systême coopératif", das mit den Hepatozyten integriert sein soll. Unser Konzept geht über diese Vorstellungen hinaus.

Die „Perisinusoidale Funktionseinheit" stellt das bisher am besten untersuchte Beispiel für die Kooperation und Interaktion von Zellen und dem sie umgebenden extrazellulären Raum dar. Während bisher im wesentlichen die Analyse der Struktur und Funktion einzelner Zellen und Zelltypen im Vordergrund standen, hat mit der Untersuchung der zellulär-extrazellulären Wechselwirkung in der „Perisinusoidalen Funktionseinheit" eine neue Phase der Zellforschung begonnen. Sie soll an einigen Beispielen demonstriert werden.

2.9.1. Lipoproteinkatabolismus und Arteriosklerosepathogenese

Voraussetzung für die Funktion der sinusoidalen Zellen im Stoffwechselprozeß von Lipoproteinen und Cholesterolestern ist die spezifische Bindung der von den Hepatozyten gebildeten Lipase an der extrazellulären Seite ihrer Plasmamembran. Eine durch Antikörper bedingte Inhibition der Lipose führt zu einem erhöhten Serumspiegel von VLDL und HDL sowie von LDL-gebundenem freiem Cholesterol und Phaspolipiden und verändert die Zusammensetzung der zirkulierenden HDL und LDL.

Aus dem Abbau von Cholesterolestern entsteht Cholesterol, das zu den Hepatozyten transportiert und zu Gallensäure umgebaut wird. Möglicherweise werden in einem Feedback-Mechanismus dadurch die Synthese- und Transport der Lipase zu den Sinusoidzellen inhibiert.

Bei der Entstehung der Arteriosklerose wird der „Perisinusoidalen Funktionseinheit" heute eine wichtige Funktion eingeräumt (Fraser et al. 1986), da sie in enger Beziehung steht zur Zirkulation von den aus der Leber stammenden LDL und den vom Darm stammenden Chylomicra-Resten. Tierarten, wie die Ratten, die resistent sind gegenüber Arteriosklerose, haben einen hohen hepatischen Katabolismis der Chylomicra-Reste. Das aus der Nahrung stammende Cholesterol inhibiert die Cholesterolsynthese durch Hepatozyten. Gegenüber den auf atherogene Substanzen sehr empfindlichen Kaninchen unterscheidet sich das Endothel der „Perisinusoidalen Funktionseinheit" der Rattenleber durch die wesentlich höhere Porosität. Da sowohl die Porosität des sinusoidalen Endothels als auch die Größe der Chylomicra nicht nur Spezies-bedingte, sondern auch individuelle Unterschiede zeigt, könnten daraus differente Verläufe der Arteriosklerose erklärt werden. Eine weitere Rolle spielen die spezifischen Rezeptorsitze an den Sinusoidwandzellen und dem vaskulären Pol der Hepatozyten. Bedeutungsvoll sind auch die Clathrin-bedickten Grübchen und Vesikel der Plasmamembran der Hepatozyten für die Aufnahme der Lipoproteine. Zwischen den mechanischen Faktoren des Endothelsiebes und der Rezeptorfunktion der sinusoidalen Hepatozytenplasmamembran bestehen enge Beziehungen. Die kleinen Chyclomicra-Reste gelangen so in den Disse'schen Raum, während die größeren entweder durch die Kupffer-Zelle phagozytiert werden oder die Leber passieren. Die Aufnahme der Lipoproteine wird außerdem beeinflußt durch den hepatischen venösen Blutdruck, die Viskosität des Blutes, die Weite der Sinusoide und die Massagefunktion der Blutzellen.

2.9.2. Virusinfektionen

Die Reaktion der Leber auf Virusinfektionen ist nur aus der Kooperation der verschiedenen Komponenten der „Perisinusoidalen Funktionseinheit" zu verstehen (Reinke et al. 1986). Eine funktionelle Insuffizienz der Kupffer-Zelle bewirkt, daß nichthepatrope Viren zu Schäden der Hepatozyten führen können (Tab. 21). Die Wechselwirkungen der Zellen sind besonders bei der Hepatitis-B-Infektion zu beobachten. Die Aufnahme der Viruspartikeln durch die Kupffer-Zellen führt vorerst zu keiner nachweisbaren Veränderung. Die Hepatozytenmembran wird durch die Abgabe von Substanzen der Kupffer-Zellen verändert und unter Umständen durch lytische Faktoren herdförmig geschädigt. Nach Überwindung der Kupffer-Zellen als erste Barriere, möglicherweise aber auch durch ihre Umgehung infolge eines Durchtritts der Viruspartikeln durch Endothelzellporen erfolgt ein direkter Kontakt mit der sinusoidalen Leberzellmembran. Die Rezeptor-beeinflußte Anlagerung der Hepatitis-B-Viren, induzierte Endozytose-Prozesse und Ausschleusungsmechanismen der in den Hepatozyten replizierten Core- und Surface-Partikeln stehen in enger Wechselwirkung mit der sinusoidalen Hepatozytenmembran. Die dabei ablaufenden immunologischen Prozesse sind auch Ursache für die Einwanderung von zytotoxischen T-Lymphozyten in den Disse'schen Raum und ihre Adhäsion an die Hepatozyten.

Tabelle 21 Kupffer-Zellen bei Virusinfektionen

1. Keine Aufnahme (Poliovirus)
2. Aufnahme und Abbau (Vaccinia-Virus, Myxoviren, Influenza-Viren)
3. Aufnahme und passiver Transfer zu den Hepatozyten (Virus des Rift-Valley-Fiebers)
4. Aufnahme und Wachstum (Ectromelie-Virus)

2.9.3. Phagozytoseprozesse

Besonders enge Beziehungen bestehen beim Phagozytosevorgang zwischen den Kupffer-Zellen und Hepatozyten. Sie beruhen u.a. auf folgendem Mechanismus:

1. Die Freisetzung lysosomaler Enzyme beim Phagozytosevorgang kann lokale Schädigungen der angrenzenden Zellen bewirken.

2. Die phagozytierten Partikeln und Substanzen können mehr oder weniger stark abgebaut und verändert in den Disse'schen Raum abgegeben und von den Hepatozyten aufgenommen werden und dort toxisch wirken.

3. Eine Hemmung der Phagozytosetätigkeit der Kupffer-Zellen hebt ihre Schutzfunktion gegenüber schädlich wirkenden Substanzen des sinusoidalen Blutes für die Hepatozyten auf, so daß sie mit diesen direkt in Verbindung treten und sie unverändert aufnehmen.

Die Enzymmuster der Nichthepatozyten und Hepatozyten unterscheiden sich, so daß in Abhängigkeit von der Struktur der Xenobiotika die Abbau- und Umbauprozesse in einem Zelltyp allein, meist aber in Kooperation erfolgen. So sind viele Substanzen schon partiell verändert, wenn sie von den Hepatozyten aufgenommen werden. Diese besitzen jedoch in wesentlich höherem Ausmaß oxidative Enzymaktivitäten, während in den Nichthepatozyten konjugierende und hydrolysierende Enzyme überwiegen (Oesch et al. 1986).

2.9.4. Akkumulation pathologischer Substanzen

Als Ergebnis der Produktion, Sekretion und von Transportprozessen der Zellen der „Perisinusoidalen Funktionseinheit" kommt es zur Ansammlung pathologischer Substanzen im Disse'schen Raum (Abb. 10). Nach Deugnier et al. (1984) sind sie in drei Gruppen zu unterteilen. 1. Makromoleküle, Filamente und Fibrillen bei Fibrose und Zirrhose. 2. Amyloid. 3. Immunoglobuline (leichte Ketten, alkoholische Leberkrankheit).

Die Beziehungen zwischen der Amyloidakkumulation und den angrenzenden Zellen haben wir im einzelnen untersucht (David et al. 1986, 1987). Der Syntheseprozeß des Amyloids beginnt mit der Produktion und Sekretion von Amyloidvorstufen in den Hepatozyten, die im Bereich der sinusoidalen Microvilli im Disse'schen Raum zu Amyloidfibrillen umgebaut werden. Die zunehmenden Ablagerungen des Amyloids im Disse'schen Raum führen zu Abschnürungen von Zytoplasmaabschnitten des vaskulären Hepatozytenpols bis zum fast vollständigen Verlust dieses Zellbereiches und zur Durchmischung der Amyloidablagerungen mit Lipoproteinvesikeln als Reste der hepatozytären Membran. In den Gesamtprozeß greifen die Kupffer-Zellen durch eine gesteigerte Phagozytose ein.

2.9.5. Fibrosierung und Zirrhose

Die Kooperation der Zelltypen der „Perisinusoidalen Funktionsheinheit" wird bei der Fibrosierung und Zirrhose besonders deutlich.

Bei der Fibroplasie soll dem von den Hepatozyten sezernierten Fibronectin eine Initiatorfunktion zukommen (Gressner 1986). Es wird als Verankerungsstelle für die danach gebildeten Kollagene I und IV sowie Proteoglycane betrachtet und kann durch

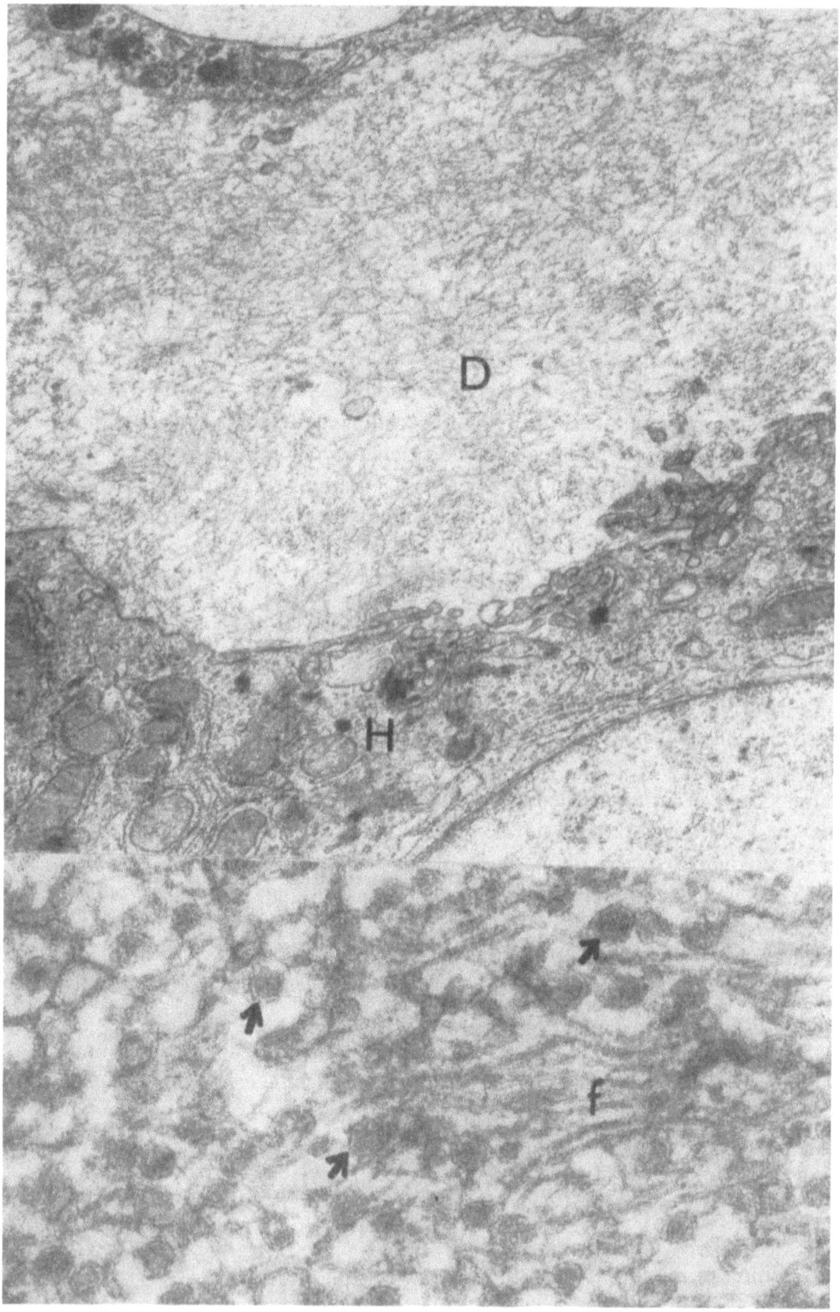

a

b

Abb. 10a Auf etwa 7 μm verbreiterter Disse'scher Raum (D) mit Akkumulation von Amyloidfibrillen. Deutliche Verschmälerung des vaskulären Pols des angrenzenden Hepatozyten (H). Kern-Plasmamembranabstand 1,5 μm ×12000

Abb. 10b Amyloidfibrillen (f) mit membranumgebenen Lipoproteingranula (↑) aus dem Disse'schen Raum ×100000

die Bedeckung Kollagenase-sensitiver Bereiche des Kollagens dessen Abbau verzögern (Schema 17).

Entscheidend für den Prozeß der Fibrosierung ist die Synthese von Kollagen. Sie findet in verschiedenen Zelltypen der „Perisinusoidalen Funktionseinheit" statt, wobei die Syntheserate in den Ito-Zellen im Vergleich zu den Hepatozyten 10mal so hoch und im Vergleich zu den Endothelzellen 20mal so hoch ist. Die Kupffer-Zellen wirken in diesem Prozeß mit durch die Induktion der Transformation von Ito-Zellen zu synthesefähigen Myofibroblasten, der Erhöhung der Proliferationsrate dieser Zellen sowie

Schema 17 Synthese extrazellulärer Matrixsubstanzen durch Zellen der „Perisinusoidalen Funktionseinheit"

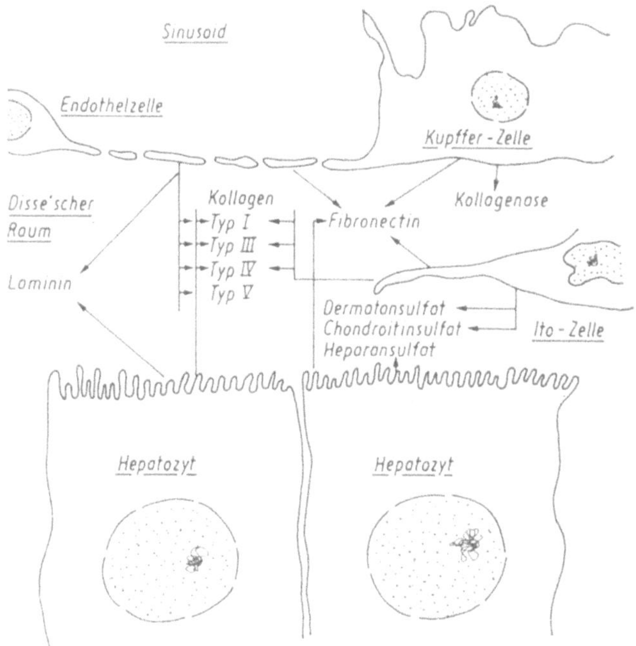

der Kollagensyntheserate in ihnen und durch die Produktion chemotaktischer Substanzen für die Einwanderung von Fibroblasten. Die Syntheseprozesse hängen aber auch ab von der intralobulären Lokalisation, dem Stadium oder der Intensität einer Schädigung, der Sequenz und der Richtung der Produktion der einzelnen Makromoleküle. Folge der Fibrosierung sind Veränderungen der Hämodynamik im Sinusoidbereich und Anstieg des Blutdrucks bis zur Ausbildung von Kollateralkreisläufen.

Die in geschädigten Lebern auftretenden Mediatoren aktivieren entweder die Target-Zellen zu erhöhten Syntheseraten oder führen zur Proliferation und Transformation ortsständiger oder eingewanderter Zellen, die Bindegewebssubstanzen synthetisierten (Schema 18).

Schema 18 Kooperation und Wechselwirkung der Zellen der „Perisinusoidalen Funktionseinheit“ bei der Fibroplasie

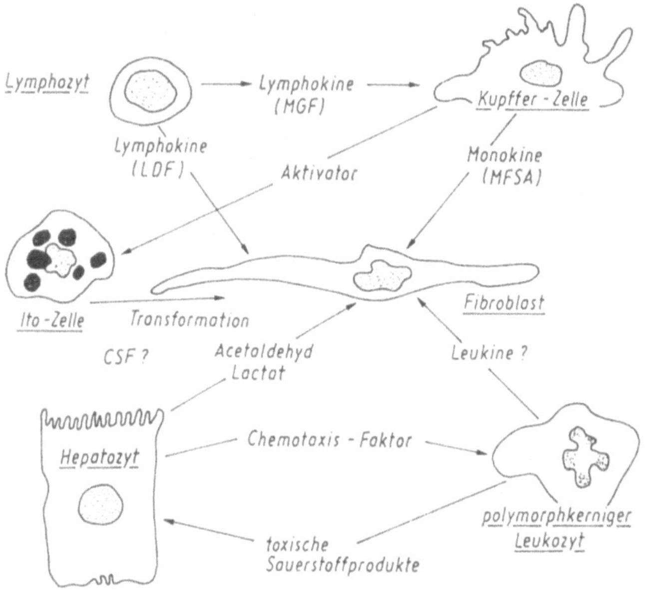

Ursachen für die erhöhte Kollagenablagerung im Disse'schen Raum sind z. B. toxische Substanzen wie Vinylchlorid, Arsenik, Thorotrast, Vitamin A, Estrogene, Antimitotika, chronischer Alkoholismus, Diabetes mellitus, Nierentransplantation.

Bei der Reifung und Aggregation der Kollagenfibrillen (Abb. 11) im Disse'schen Raum spielt das globuläre Molekül Undulin mit einem 70 nm langen Schwanzstück als eine Art „molekularer Klebstoff“ eine Rolle (Schuppan et al. 1986). Unter Normalbedingungen besteht ein Gleichgewicht zwischen der Synthese und Sekretion von Kollagenen und dem Abbau des Kollagens im Disse'schen Raum durch Kollagenase, die im wesentlichen durch die Kupffer-Zellen gebildet wird.

In geringer Menge produzieren in der Kultur auch Hepatozyten Kollagenase. Kokulturen von Hepatozyten und sinusoidalen Zellen synthetisieren eine wesentlich größere Menge an Kollagenase, als sich aus der Addition der Synthese der einzelnen Zelltypen (Kashiwazaki et al. 1986) ergäbe. Dabei spielen Zell-Zell-Wechselwirkungen der „Perisinusoidalen Funktionseinheit“ eine Rolle, da durch die Abgabe löslicher Substanzen der Hepatozyten die Kupffer-Zellen stimuliert werden sollen.

In der Anfangsphase der progressiven Fibrose nimmt die Kollagenolytische Aktivität der Kupffer-Zellen zu, ist jedoch in der irreversiblen Fibrose reduziert (Noguchi et al. 1986). Von wesentlicher Bedeutung der pathologischen Imbalance zwischen Kollagensynthese und -abbau ist der Verlust der zellulären Kommunikation in der „Perisinusoidalen Funktionseinheit.“

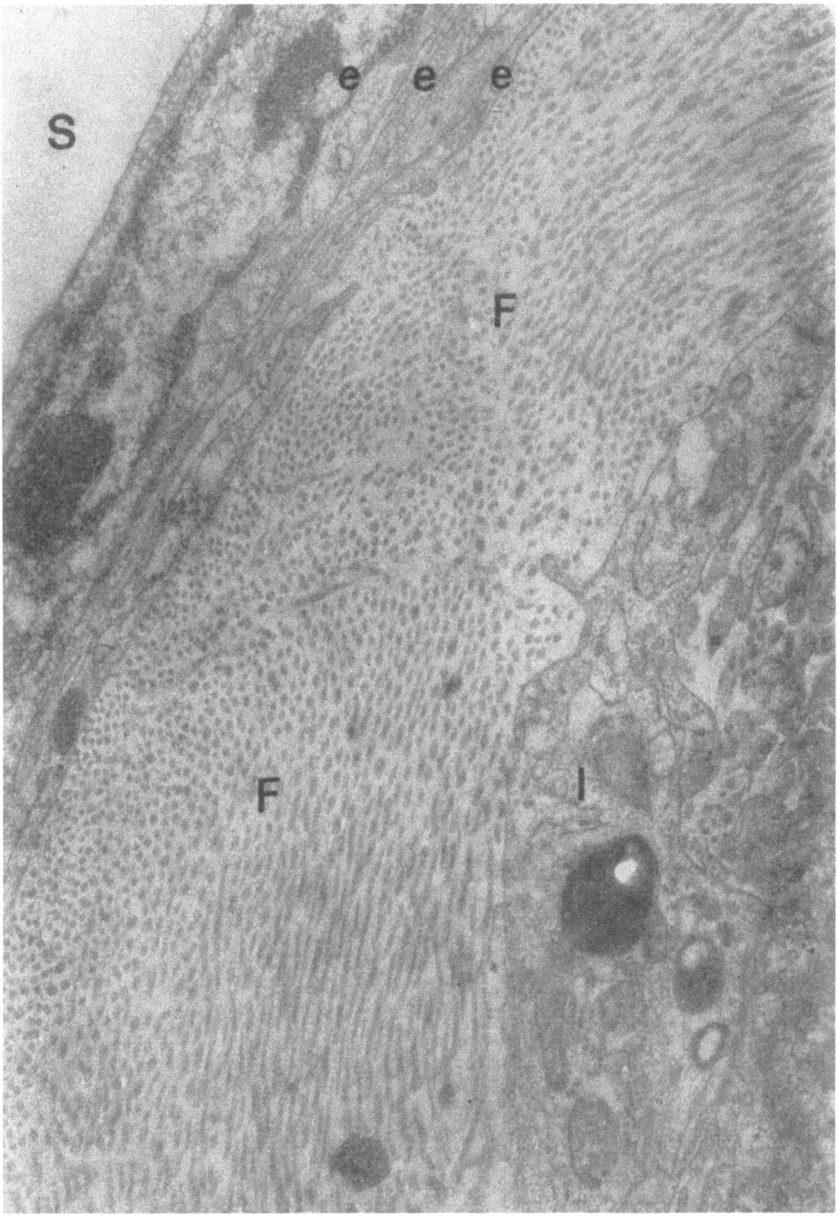

Abb. 11 Perisinusoidale Fibrose (F) mit Ablagerung zahlreicher Kollagenfibrillen im Disseschen Raum. Mehrlagige verbreiterte Endothelschicht (e, e, e) mit dazwischen liegenden Basalmembransubstanzen (Kapillarisation), Ausläufer einer transformierten Ito-Zelle. S, Sinusoid ×20000

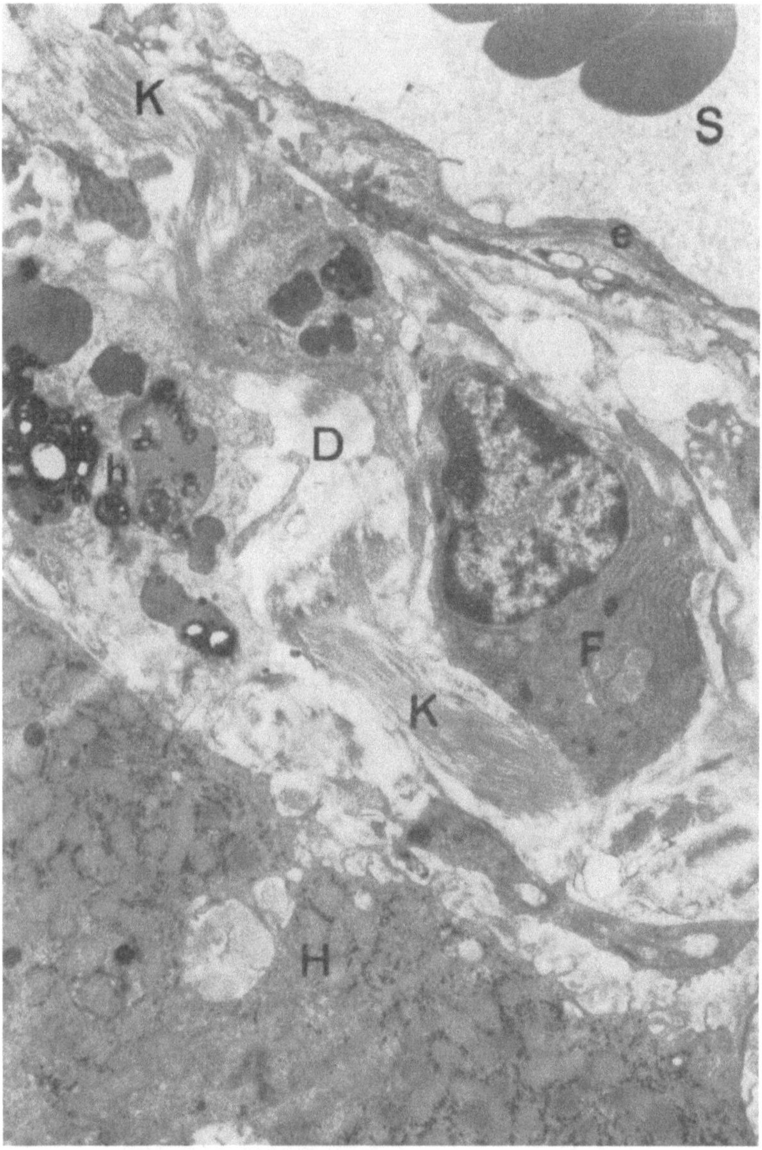

Abb. 12 Komplexe Veränderungen des auf etwa 12 μm (normal etwa 1 μm) verbreiterten Disse'schen Raumes (D) mit Fibroblasten (F), Bündeln von Kollagenfibrillen (K). Verbreiterte Endothelzellage (e) mit darunter liegender Basalmembran (Kapillarisation). S, Sinusoid, H, Hepatozyt ×6000

Der Prozeß der Fibrose und Zirrhose ist ein wichtiges Beispiel für die Kooperation und Wechselwirkung der Zellen der „Perisinusoidalen Funktionseinheit und ihrem Reaktionsraum (Abb. 12), nachdem mit monoklonalen Antikörpern die verschiedenen Syntheseprodukte zellulär und extrazellulär nachgewiesen werden können, wie die Kollagene Typ I, III, IV und V, Fibronectin, Laminin und die Proteoglycane (Clement et al. 1986). Im wesentlichen kommt es bei der Fibrosierung zu einer Steigerung der normalen Synthesprozesse, nicht zum Auftreten neuer Syntheseprodukte. Biochemische Daten zeigen, daß in der Rattenleber schon normalerweise durch die Hepatozyten 80 % des Kollagens gebildet werden (Sakakibara et al. 1986). Die Kupffer-Zellen zeigen bei der Zirrhose nicht nur eine reduzierte Phagozytosetätigkeit, sondern werden durch die dabei entstehenden Kurzschlüsse zwischen Sinusoiden auch von der Zufuhr von Endotoxinen oder anderen pathologischen Fremdsubstanzen ausgeschlossen.

Eine komplexe Schädigung der Sinusoidwand ist bei der Sinusoiddilatation, in extremer Form als Peliosis hepatis bekannt, zu beobachten. Sie wird bei Gabe analoger Steroide (Ectrogenen und Androgenen) und nicht selten bei Nierentransplantation gefunden (Gerlag et al. 1985). Als Ursache ist die langdauernde Gabe von Azathioprine und Prednison anzusehen, da die Veränderungen nach Absetzen der Medikamente rückgängig sind. Die außerdem bei Transplantierten auftretende perisinusoidale Fibrose könnte mit der Ablagerung von Immunkomplexen im Disse'schen Raum in Verbindung stehen (Nataf et al. 1979).

Ein wesentliches Ereignis im Bereich der „Perisinusoidalen Funktionseinheit", das besonders bei Fibrose und Zirrhose auftritt, ist die Kapillarisierung der Sinusoide (Schema 19), (Abb. 13), (Tab. 22). Dieser Prozeß der Kapillarisierung läuft in verschiedenen Stufen ab (Bardadin u. Scheuer 1984):

Schema 19 Kapillarisierung des Sinusoids

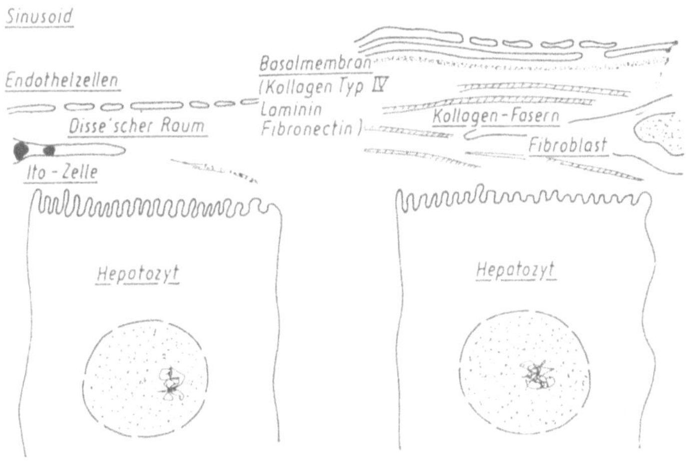

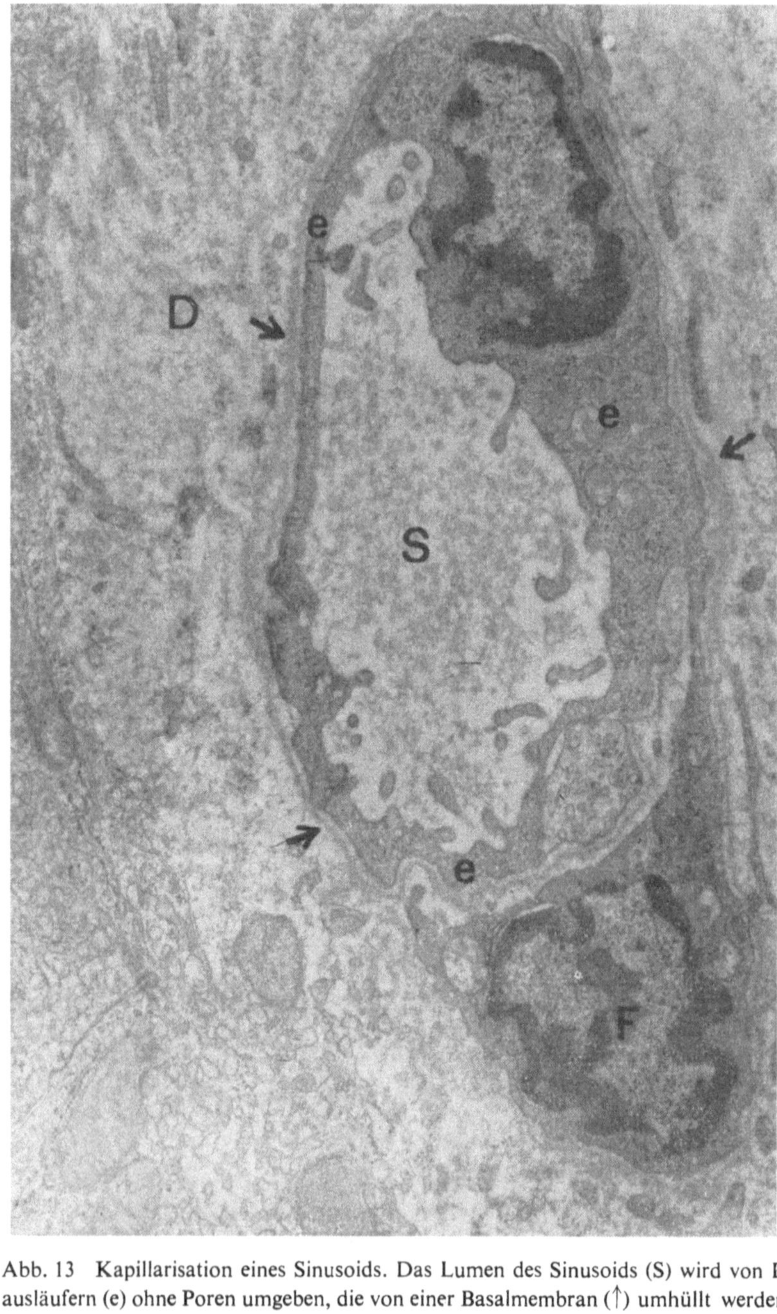

Abb. 13 Kapillarisation eines Sinusoids. Das Lumen des Sinusoids (S) wird von Endothelausläufern (e) ohne Poren umgeben, die von einer Basalmembran (↑) umhüllt werden. Außen ist eine perikapilläre, fibroblastenartige Zelle (F) angelagert. Der Disse'sche Raum (D) ist verbreitert ×17600

Tabelle 22 Kapillarisierung der Sinusoide der Leber

Auftreten z. B. bei
– Fibrose
– Zirrhose
– transplantierten Lebern
– Adenomen und Karzinomen der Leber
– Peliosis hepatis
– toxischen Einwirkungen z. B. CCl_4, Diethylnitrosamin

1. Sinusoidale Reaktion

Die normale Struktur des Sinusoids ist erhalten. Im Disse'schen Raum wird in Nachbarschaft aktivierter Endothelzellen amorphes Material abgelagert und Makrophagen treten auf. Diese Veränderungen finden sich im Rahmen der akuten Hepatitis.

2. Bildung von Pseudokapillaren

Neben der sinusoidalen Reaktion findet man eine kontinuierliche Endothelzellbegrenzung und Basalmembranfragmente. Zum Teil sind Makrophagen im Lumen zu beobachten. Derartige, meist fokale Veränderungen sind besonders in der Umgebung von Nekrosen zu sehen.

3. Bildung echter Kapillaren

Die Gefäße werden von einer kontinuierlichen Endothelzell- und Basalmembranlage umgeben. Im Disse'schen Raum finden sich besonders in der Umgebnung perisinusoidaler Zellen Retikulumfasern. Makrophagen fehlen. Echte Kapillaren treten in Gebieten von Leberzellnekrosen bzw. „Brückennekrosen" und periportalen Nekrosen auf.

2.9.6. Alkoholische Leberkrankheit

Im Verlaufe der alkoholischen Leberkrankheit spielen neben den Veränderungen der Hepatozyten (Verfettung, Riesenmitochondrien, Mallorybodies u. a.) die im Bereich der „Perisinusoidalen Funktionseinheit" eine besondere Rolle (Sztark et al. 1986) (Tab. 23). Die im perivenösen Läppchenbereich beginnende Fibrose ist mit einer erhöhten Produktion von Kollagen Typ I und III verbunden. Die Ito-Zellen sind in erhöhtem Umfang zu Myofibroblasten und Fibroblasten umgewandelt. An der sinusoidalen Plasmamembran sowie besonders unter den Endothelzellen sind Basalmembransubstanzen aus Kollagen Typ IV, Fibronectin und Laminin abgelagert. Die Endothelfenster sind reduziert, und vielfach treten Doppellagen von Endothelzellausläufern auf. Die Zunahme des Hepatozytenvolumens und der zellulären und extrazellulären Bestandteile der „Perisinusoidalen Funktionseinheit" führen zu z. T. erheblichen Einengungen des Sinusoidlumens. So wurde bei Patienten mit alkoholischer Leberkrankheit eine sinusoidale Area vom $995 \pm 135\ \mu m^2$ im

Tabelle 23 Veränderungen der „Perisinussoidalen Funktionseinheit" bei alkoholischer Leberkrankheit

Sinusoidale Area
Reduktion bis unter 20%   z. B. von 5100 μm^2 auf 995 μm^2
Endothelzellen
Reduktion der Endothelfenster   Doppellagiges Endothel   Dilatation und Zerreissung der Fenster
Kupffer-Zellen
Reduktion der Zahl   Blockade und Insuffizienz
Ito-Zellen
Verminderung von Lipiden nach Vitamin A   Transformation von (Myo)Fibroblasten   erhöhte Kollagenproduktion
Hepatozyten (vaskulärer Pol)
Volumenzunahme   Lipidakkumulation   Megamitochondrien   Mallory-bodies
Disse'scher Raum
Kapillarisierung   Fibrose   Zirrhose

Vergleich zu 5100 $\pm$ 389 μm^2 = 19,5% gefunden (Vidins et al. 1985). Bei einer Einschränkung der Sinusoide auf einen Wert unter 20% muß mit einer Erhöhung des portalen Druckes gerechnet werden. Alle diese Veränderungen führen zur Verlängerung und Behinderung der Diffusionsstrecke vom Sinusoid bis zum Hepatozyten, wobei neben dem Sauerstoff besonders größere Moleküle wie Chylomicra, VLDL und Immunglobuline betroffen sind. (Horn et al. 1986). Daraus resultieren Dysfunktionen der Hepatozyten und Nekrosen.

Parallel zu diesen Prozessen nehmen die Kupffer-Zellen ab, so daß die Clearance-Prozesse von Endotoxinen und Microorganismen eingeschränkt sind (Mills u. Scheuer 1985). Von der Abnahme dieser Zellen ist vorwiegend der perivenöse Bereich betroffen, wobei sich die Reduktion mit Zunahme der alkoholischen Leberkrankheit bis zur Zirrhose verstärkt.

Bei chronischem Alkoholabusus wird primär der zentrolobuläre Läppchenbereich betroffen. Die Vulnerabilität dieser Region könnte in Verbindung stehen mit einem veränderten Rèdox-Status in dieser Region oder andersartigen Mechanismen oder Kapazitäten des Ethanolmetabolismus. Trennungen der perivenösen und periportalen Hepatozyten von Ratten durch Kollagenase-Gradientenperfusion zeigten, keine Unterschiede der Alkohol-Dehydrogenase- und Aldehyd-Dehydrogenase-Aktivität. Die metabolischen Konsequenzen beim Alkoholabusus kommen demnach dadurch zustande, daß der Ethanolstoffwechsel mit anderen Stoffwechselprozessen verbunden ist wie dem oxidativen Stoffwechsel, der Gluconeogenese und Glycolyse, die in den Läppchenzonen differieren (Väänänen u. Lindros 1985).

Bei der Alkohol-Krankheit spielen zum anderen Dilatationen der Endothelfenster eine Rolle, so daß in erhöhter Menge größere Triglyceride-haltige Chylomicra von Hepatozyten aufgenommen werden. Da in anderen Arealen die Endothelfenster fehlen, könnte so die fleckförmige Verfettung erklärt werden. Den in diesen Arealen lokalisierten Hepatozyten fehlt die normale Feed-back-Regulation der Cholesterolsynthese durch die Chylomicra-Reste, woraus sich die Hyperlipidämie erklären ließe (Fraser et al. 1986).

2.9.7. Schlußfolgerungen aus dem Konzept der „Perisinusoidalen Funktionseinheit“

Das Konzept der „Perisinusoidalen Funktionseinheit“ zeigt:

1. Die Nichthepatozyten müssen für funktionelle und pathologische Prozesse in der Leber wesentlich mehr als bisher beachtet werden.

2. Funktionelle und strukturelle Wechselwirkungen zwischen Nichthepatozyten und dem vaskulären Pol der Hepatozyten sind für zahlreiche Prozesse von erheblicher Bedeutung.

3. Die Synthese von in den Reaktionsraum — den Disse'schen Raum — sezernierten Substanzen läuft in Arbeitsteilung zwischen den verschiedenen Zelltypen ab, wobei die intralobuläre Lokalisation, die Sequenz der Syntheseprozesse, die Syntheserichtung und bei Schädigungen auch Stadium und Intensität eine Rolle spielen.

4. Es besteht eine partielle Selbständigkeit des vaskulären Zellpols und der vaskulären Domäne der Plasmamembran der Hepatozyten unter physiologischen und pathologischen Bedingungen.

5. Aus dem Konzept der „Perisinusoidalen Funktionseinheit“ können neue Vorstellungen für die Pathogenese von Erkrankungen der Leber entwickelt werden wie zur Hepatitis, Fibrose und Zirrhose, Sauerstoffmangel, Konservierungs- und Transplantationsschäden, zur Entwicklung und zum Altern, zu Speicherungsprozessen und toxischen Schäden wie der alkoholischen Leberkrankheit.

Unser Konzept der „Perisinusoidalen Funktionseinheit“ der Leber ist somit ein wichtiges Beispiel für den Beginn einer neuen Phase der Zellforschung, bei der nicht mehr die Einzelzelle, sondern die bizellulären und multizellulären Struktur-Funktions-Beziehungen und Prozesse im Vordergrund stehen.

Literatur

1. Ballardini, G., A. Faccani, M. Fallani, S. Berti, Vasi, V., G. Biagini, F. B. Bianchi u. E. Pisi: WP-C6 Desmin and actin as tools to monitor Ito cells transformation to myofibroblasts in experimental liver fibrosis. J. Hepatology, Suppl. 1 Vol. **3** (1986), 51.
2. Bardadin, K. A. u. P. J. Scheuer: Endothelial cell changes in acute hepatitis. A light and electron microscopic study. J. Pathol. **144** (1984), 213–220.
3. Bioulac-Sage, P., C. Balabaud u. L. Dubuisson: Structure et histophysiologie de la paroi sinusoidale. Arch. Anat. Cytol. Pathol. **32** (1984), 271–276.
4. Blouin, A., R. P. Bolender u. E. Weibel: Distribution of organelles and membranes between hepatocytes and nonhepatocytes in the rat liver parenchyma. J. cell. Biol. **72** (1977), 441–445.
5. Braakman, J., G. M. M. Giroothuis u. D. K. F. Meijer: GS-II3 Evidence for intrahepatic acinar redistribution of a cationic drug due to sinusoidal secretion from zone 1- and reuptake in zone 3-cells. J. Hepatology Suppl. 1 Vol. **3** (1986) 21.
6. Clement, B., J. A. Grimaud, J. P. Campion, Y. Deugnieur u. A. Guillouzo: Cell types involved in collagen and fibronectin production in normal and fibrotic human liver. Hepatology **6** (1986) 225–234.
7. David, H.: Quantitative and qualitative changes of the mitochondria in hepatocytes during postnatal development of male rats. Exper. Pathol. **17** (1979), 359–373.
8. David, H.: Quantitative changes of the endoplasmic reticulum, ribosomes and GERL in the hepatocytes during postnatal development of male rats. Pathol. Res. Pract. **166** (1980), 381–399.
9. David, H.: The hepatocyte. Development, differentiation and Ageing. Exp. Pathol. *suppl.* **11** (1985), 1–148.
10. David, H. u. I. Uerlings: Quantitative ultrastrukturelle Befunde über das Verhalten von Lipiden und Glykogen in der Rattenleber während der postnatalen Entwicklung. Zent. bl. allgem. Pathol. u. pathol. Anat. **123** (1979), 85–103.
11. David, H. u. P. Reinke: Der vaskuläre Pol des Hepatozyten – Struktur, Funktion und Pathologie. Zent. bl. allgem. Pathol. u. pathol. Anat. **132** (1986), 83–98.
12. David, H., K. Gellert, P. Reinke u. I. Uerlings: The vascular pole of the hepatocyte – a component of the perisinusoidal functional unit. Proc. XIth Int. Con. Electron Microscopy Kyoto 1986, 2913–2914.
13. David, H., P. Reinke u. I. Uerlings: The melt off process of cytoplasm of hepatocytes during amyloid accumulation in the Disse space. Proc. XIth Int. Cong. Electron Microscopy Kyoto 1986, 3561–3562.
14. David, H., I. Uerlings u. P. Reinke: The perisinusoidal functional unit in amyloidosis. Exp. Pathol. **32** (1987), 153–162.
15. David, H. u. P. Reinke: Importance of non-hepatocytes to pathological processes in the liver and the concept of the perisinusoidal unit. Pathol. Res. Pract. (1987), (im Druck).
16. Deugnier, Y., M. P. Rameé, H. Jouan u. D. Beurton: Dépots hepatiques perisinusoidanx sémiologie et identification. Arch. Anat. Cytol. Pathol. **32** (1984), 307–310.
17. De Vos, R., Ch. de Wolf-Peeters, J. J. van den Oord u. V. Desmet: Ultrastructural immunocytochemical demonstration of HLA Class I antigens in human pathological liver tissue. Hepatology **5** (1985), 1071–1075.
18. Disse, J.: Über die Lymphbahnen der Säugethierleber. Arch. mikroskop. Anat. 36 (1890), 203–224.

19. Elias, H. u. J. C. Sherrick: Morphology of the liver. Academic Press, New York, London 1969.
20. Evans, W. H.: A biochemical dissection of the functional polarity of the plasma membrane of the hepatocyte. Biochem. Biophys. Acta **604** (1980), 27–64.
21. Fraser, R.; W. A. Day u. N. S. Fernando: Review: The liver sinusoidal cells. Their role in disorders of the liver, lipoprotein metabolism and atherogenesis. Pathology **18** (1986) 5–11.
22. Fraser, R., W. A. Day u. N. S. Fernando: Atherosclerosis and the liver sieve. Cells of the hepatic sinusoid. Vol. **1** (1986), 317–322 ed. by A. Kirn, D. L. Knook, E. Wisse.
23. Gaasbeek Janzen, J. W., A. F. M. Moorman, W. H. Lamers u. R. Charles: Development of the heterogeneous distribution of carbamoyl phosphate synthetase (ammonia) in rat liver parenchyma during postnatal development. J. Hisotchem. Cytochem. **33** (1985), 1205–1211.
24. Gard, A. L., F. P. White u. G. R. Dutton: Extra-neural glial fibrillary acidic protein (GFAP) immunoreactivity in perisinusiodal stellate cells of rat liver. J. Neuroimmunol. **8** (1985), 359–375.
25. Geerts, A., H. J. Geuze, J.-W. Slot, B. Voss, D. Schuppon, P. Schellnick u. E. Wisse: Immunogold localization of procollagen III, fibronectin and heparan sulfate proteoglycan on ultrathin frozen sections of the normal rat liver. Histochemistry **84** (1986), 355–362.
26. Gerlag, P. G. G., S. Lobatto, W. M. M. Driessen et al.: Hepatic sinusoidal dilatation with portal hypertension during azathioprine treatment after kidney transplantation. J. Hepatol. **1** (1985), 339–348.
27. Gressner, A. M.: Fibroplasie der Leber. Die Medizinische Welt **37** (1986), 898–905.
28. Gressner, A. M., St. Schäfer u. O. Zerbe: Fat storing cells (Ito-cells) are important sites of liver proteoglycan synthesis. J. Hepatology Suppl. 1, Vol. **3** (1986), 127.
29. Handley, D. A., C. M. Arbeeny, H. A. Eder u. S. Chien: Hepatic binding and internalization of low density lipoprotein-gold conjugates in rats treated with 17α-ethinylestradiol. J. Cell Biol. **90** (1981), 778–787.
30. Hardonk, J. J., W. J. Digkhus, J. Grand, J. Kaudstaat u. S. Poppemo: Evidence for a migratory capability of rat Kupffer cells to portal tracts and hepatic lymph nodes. Virchows Arch. (Cell Pathol.) **51** (1986), 429–442.
31. Horn, Th., J. H. Henriksen u. P. Christoffersen: The sinusoidal lining cells in „normal“ human liver. Liver **6** (1986), 98–110.
32. Hubbard, A. L., D. A. Wall u. W. A. Dunn: The intracellular pathway taken by asialoglycoproteins (and epidermal growth factor) in rat heptocytes. Falk-Symposium **34** (1983), 265–275.
33. James, J., W. M. Frederiks, C. J. F. van Noorden u. J. Tas: Detection of metabolic changes in hepatocytes by quantitative cytochemistry. Histochemistry **84** (1986), 308–316.
34. Jungermann, K.: Metabolische Zonierung des Leberparenchyms. Naturwissenschaften **72** (1985), 76–84.
35. Jungermann, K.: Dynamics of zonal hepatocyte heterogeneity. Perinatal development and adaptive alterations during regeneration after partial hepatectomy, starvation and diabetes. Acta histochem. Suppl. **32** (1986), 89–98.
36. Kashiwazaki, K., M. S. Hibbs, J. M. Seyer, C. L. Mainardi, A. H. Kang: Stimulation of intestitial collagenase in Co-cultures of rat hepatocytes and sinusoidal cells. Gastroenterology **90** (1986), 829–836.

37. Kiernan, F.: The anatomy and physiology of the liver. Phil. Trans. Roy. Soc. London **123** (1833), 711–770.
38. Kupffer, C.: Ueber Sternzellen der Leber. Briefliche Mitteilung an Prof. Waldeyer. Arch. Mikroskop. Anat. 12 (1876), 353–358.
39. Lawrence, G. M.; M.A. Jepson, I. P. Trayer u. D. G. Walker: The compartmentation and gluconeogenic enzymes in rat kidney and liver and its significance to renal and hepatic metabolism. Histochemical J. **18** (1986), 45–53.
40. Matsumoto, T., M. Kawakami: The unit-concept of hepatic parenchyma. A re-examination based on angioarchitectural studies. Acta Pathol, Jap. **32,** Suppl. 2 (1982), 285–314.
41. Matsuura, S., H. Nakada, T. Sawamura u. J. Tashiro: Distribution of an asialoglycoprotein receptor on rat hepatocyte cell surface. J. Cell Biol. **95** (1982), 864–875.
42. Mills, L. R., P. J. Scheuer: Hepatic sinusiodal macrophages in alcoholic liver disease. J. Pathol. **147** (1985), 127–132.
43. Nagura, H., T. Koshikawa, Y. Fukuda u. J. Asai: Hepatic vascular endothelial cells heterogenously express surface antigens associated with monocytes, macrophages and T lymphocytes. Virchows Arch. (Pathol. Anat) **409** (1986), 407–416.
44. Nataf, D., G. Feldmann, D. Lebrec, C. Degott, J. Descamps, B. Rueff u. J. P. Benshainou: Idiopathic portal hypertension (perisinusoidal fibrosis after renal transplantation). Gut **20** (1979), 531–537.
45. Nickola, I. u. M. Frimmer: Effects of phalloidin and cytochalasin B on cytoskeletal structures in cultured rat hepatocytes. Cell Tissue Res. **245** (1986), 635–641.
46. Noguchi, K., T. Ueno, H. Abe u. K. Tomikawa: The roles of hepatocytes and Kupffer cells on hepatic fibrogenesis. Meeting i. Caracas, Venezuela Sept. 14–17., 1986 – Hepatol. **16** (1986), 2469.
47. Oda, M., H. Tsukada, H. Komatsu, Y. Joner, K. Honda u. M. Tsuchiya: Mechanism of contraction and dilatation of sinusoidal endothelial fenestrae in the liver. Meeting i. Caracas, Venezuela Sept. 14–17. 86 Hepatol. **16** (1986), 2469.
48. Oesch, F., P. Steinberg, M. Lafranconi u. H. R. Glatt: The role of liver parenchymal and non-parenchymal cells in the control of mutagenic and carcinogenic metabolits. Hepatology (Falk) 16 (1986), XI–XIV.
49. Ohta, M., T. Okanoue, O. Ou, K. Kachi, H. Kanaoka, Y. Sawa, K. Kagawa, T. Okuno u. T. Takino: The relationship between microfilaments and intermediate filaments in phalloidin treated rat liver. J. clin. Electron. Micro. **18** (1985), 628–629.
50. Okazaki, M., E. Furuya, T. Kasahara, K. Sakamoto: Function of reticuloendothelial system on CCl_4 induced liver injury in mice. Japan. J. Pharmacol. **39** (1985), 503–514.
51. Peterson, Th. C. u. R. W. Renton: Kupffer cell factor mediated depression of hepatic parenchymal cell cytochronic P-4H7. Biochem. Pharmacol. **35** (1986), 1491–1497.
52. Ramadori, G., H. Rieder, Th. Knittel, H. P. Dienes u. K. H. Meier zum Büschenfelde: Fat storing cells of the liver synthesize and secrete tissue fibronectin in vitro. Gastroenterology **90** (1986).
53. Rappaport, A. M.: The structural and functional unit in the human liver (liver acinus). Anat. Rec. **130** (1958), 673–690.
54. Reinke, P.: Die Nichthepatozyten der Leber – Struktur, Funktion und Bedeutung für pathologische Prozesse der Leber. Z. klin. Med. **41** (1986), 811–816.
55. Reinke, P., H. David, I. Uerlings u. R. Wack: Die Sinusoidalwand der Leber bei Virusinfektionen. Zent. Bl. allg. Pathol., pathol. Anat. **132** (1986), 99–108.

56. Reinke, P. u. H. David: Struktur und Funktion der Sinusoidwand der Leber. Die „Perisinusoidale Funktionseinheit". Z. mikrosk.-anat. Forsch. **101** (1987), 91–136.
57. Reith, A.: Enzyme topology and morphometry. Advances in Clin. Enzymol. (1979), 53–69.
58. Riede, U. N. u. D. Sasse: Quantitative topography pf organelles in the liver. A combined histochemical and morphometric analysis. Cell Tiss. Res. **221** (1981), 209–220.
59. Rieder, H., G. Ramadori, H. P. Dienes, K. H. Meyer zum Büschenfelde: Endothelzellen der Meerschweinchenleber synthetisieren und sezernieren Fibronectin in vitro. Hepatology-Falk 1986, 1, 196.
60. Rössle, R.: Entzündungen der Leber. In: Henke-Lubarsch: Handbuch der spez. pathol. Anat. u. Histologie. Bd V/1, 243–505, Springer-Verlag Berlin 1930.
61. Sakakibara, K., A. Ooshima, S. Igarashi u. J. Sakakibara: Immunolocalization of type III collagen and procollagen in cirrhotic human liver using monoclonal antibodies. Virchows Arch. (Pathol. Anat.) **409** (1986), 37–46.
62. Schär, M., I. P. Maly u. D Sasse: Histochemical studies on metabolic zonation of the liver in the trout (salmo gairdueri). Histochemistry **83** (1985), 147–151.
63. Schiff, J. M., M. M. Fisher, A. L. Jones u. B. J. Underdown: Human IgA as a heterovalent ligand: Switching from the asialoglycoprotein receptor to secretory component during transport across the rat hepatocyte. J. Cell Biol. **102** (1986), 920–931.
64. Schmucker, D. L., J. S. Mooney u. A. L. Jows: Stereological analysis of hepatic fine structure in the Fischer 344 rat, influence of sublobular location and animal age. J. Cell Biol. **78** (1978) 319–337.
65. Schuppan, D., C. Cantaluppi, F. Schuppan, E. O. Riecken u. E. G. Hahn: Immunlokalisation von Undulin, einem Typ-I-Kollagen-assoziierten Glykoprotein, in normaler und fibrotischer menschlicher Leber. Hepatology-Falk 1986, 1, 201.
66. Stockert, R. J., H. B. Haimes, A. G. Morelli, P. M. Novikoff, A. B. Novikoff, N. Quintana u. I. Sternlieb: Endocytosis of asialoglycoprotein-enzyme conjugates by hepatocytes. Labor. Invest. **43** (1980), 556–563.
67. Sztark, F., J. Dubroca, P. Latry, A. Quinton, C. Balaband u. P. Bioulas-Sage: Perisinusoidal cells in patients with normal liver histology. A morphometric study. J. Hep. **2** (1986), 358–369.
68. Takahara, T., T. Kojima, C. Miyabayashi, T. Kubota, S. Matsui, K. Inoue, H. Sasaki u. A. Ooshima: Production of type I and type III collagens in fat-storing cells of the rat liver following carbon tetrachloride intoxication: immunelectron microscopic study. Proc. XIth Int. Cong. on Electron Microscopy. Kyoto 1986, 2697–2698.
69. Tavassoli, M., T. Kishimoto u. M. Kataoka: Liver endothelium mediates the hepatocytes of ceruloplasmin. J. cell Biol. **102** (1986), 1298–1303.
70. Teutsch, H. F.: A new isolation procedure for microchemical analysis of functional liver cell heterogeneity. J. Histochem. Cytochem. **34** (1986), 263–267.
71. Teutsch, H. F., u. D. M. Chilko: Use of 3-D-computer graphics for imaging of distribution of hepatic metabolites. Histochemistry **84** (1986), 396–400.
72. Tsukada, N., M. Oda, Y. Yonei, H. Komatsu, K. Kaneko, K. Honda, Y. Akaiwa, K. Funatsu, Y. Mizuno, T. Fujiwara u. M. Tsuchiya: Ultrastructural alterations in the hepatic sinusoidal endothelial fenestral by dysfunction of actin filaments. Proc. XIth Int. Cong. on Electron Microscopy, Kyoto, 1986, 2915–2916.
73. Väänänen, H. u. K. O. Lindros: Comparison of ethanol metabolism in isolated peri-

portal or perivenous hepatocytes: effects of chronic ethanol treatment. Alcoholism: Clin. a. exp. Res. **9** (1985), 315–321.

74. Vidins, E. J., R. S. Britton, A. Medline et al.: Sinusoidal caliber in alcoholic and non-alcoholic liver disease: Diagnostic and pathogenic implications. Hepatology **5** (1985), 408–414.
75. Wacker, H. H., H. J. Radzun u. M. R. Parwaresch: Kenetics of Kupffer cells as shown by parabiosis and combined autoradiographic/immunohistochemical analysis. Virchows Arch. (Cell Pathol.) **51** (1986), 71–78.
76. Wall, D. A.; G. Wilson u. A. L. Hubbard: The galactose-specifiic recognition system of mammalian liver: the route of ligand internalization in rat hepatocytes. Cell **21** (1980), 79–83.
77. Watanabe, S., C. R. Smith u. M. J. Phillips: Coordination of the contractile activity of bile canaliculi. Evidence from calcium microinjection of triplet hepatocytes. Labor. Invest. **53** (1985), 275–279.
78. Weibel, E. R., W. Stäubli, H. R. Gnägi u. F. A. Hess: Correlated morphometric and biochemical studies on the liver cell. J. cell Biol. **42** (1969), 68–112.
79. Wisse, E., J. M. van't'Noordende, J. v. der Meulen u. W. Th. Daems: The pit cell: Description of a new type of cell occurring in rat liver sinusoids and peripheral blood. Cell Tiss. Res. **173** (1976), 423–435.
80. Wisse, E., R. B. de Zanger, K. Charels, P. van der Smissen u. R. S. McCuskey: The liver sieve: considerations concerning the structure and function of endothelial fenestrae, the sinusoidal wall and the space of Disse. Hepatology **5** (1985), 683–692.
81. Zeitlin, P. L. u. A. L. Hubbard: Cell surface distribution and intracellular fate of asialoglycoproteins: A morphological and biochemical study of isolated rat hepatocytes and monolayer cultures. J. Cell Biol. **92** (1982), 634–647.

ISBN 3-05-500 385-3
ISSN 0138-3965

FSC
www.fsc.org
MIX
Papier | Fördert gute Waldnutzung
FSC® C083411

Zeitfracht Medien GmbH
Ferdinand-Jühlke-Straße 7
99095 Erfurt, Deutschland
produktsicherheit@kolibri360.de